U0000615

長期失眠、內分泌失調、腹瀉……

理解生活中潛伏的各類毒物

激發人體保護機制的防毒聖經

毒理學全書

毒理學教授

招名威

TOXICOLOGY

普通人的毒理學敲門磚

王應然

臺灣毒物學學會 理事長／成大醫學院環境醫學研究所 特聘教授

　　欣聞招名威教授將出版新的大作《毒理學全書》，也備感榮幸受邀撰寫序言。毒理學在臺灣的發展並未受到重視，從全臺灣僅有一所臺大毒理學研究所及一所高醫毒理學程碩／博士班即可窺出一般。然而，毒理學的知識和技術卻深刻地與產業連結並與我們的日常生活息息相關。早期臺灣偏重工業發展而忽視環境保護的結果導致汙染層出不窮，近期的食品安全問題更引起全民關注，人心惶惶。毒理學不僅與環境汙染和食品安全相關，也和藥品、化妝品及健康食品的安全性評估相關。簡單而言，透過專業的科學研究替我們的環境生態、人民健康，甚至動物保護扮演守護者的角色。

　　由於毒理學是一門綜合性的科學，涵蓋的領域範疇廣泛，真正能全面性通曉毒理學內涵的專家相當稀少。很難得招名威教授在2017年通過美國毒理學家資格認證，在臺灣能獲此殊榮的學者屈指可數，代表其在毒理學的專業深獲肯定。更難能可貴的是，招名威

教授能以科普的角度向一般讀者分享有關食衣住行的毒理知識，讓普羅大眾有機會一窺毒理學的奧秘。綜觀此《毒理學全書》的內容，確實已包含了毒理學的精髓，而由招名威教授的生花妙筆更賦予毒理學新的生命。

毒理學的老生常談，藥物就是毒物，關鍵在於劑量。另一個重要觀念就是，唯有透過清楚了解毒物的毒性機轉，才有可能找到最佳的解毒或預防之道。毒物從暴露開始到進入人體，到底會分布到哪些主要的器官？如何被體內的解毒機制將這些毒物代謝及排泄等過程，就是毒理學的基本知識。看似簡單的流程，中間卻牽涉到生理學、藥理學、生物化學、細胞分子生物學及病理學等重要的背景知識。一般大眾唯有透過如招名威教授這般擁有深厚的專業素養且樂意將深奧的科學知識轉化成容易親近的素材，才有機會汲取最廣泛且正確的毒理學精華。

身為臺灣毒物學學會的理事長，念茲在茲的不外乎如何將毒理學的觀念及重要性推廣給社會各階層，讓更多人有充足且正確的常識來保護本身的健康，也讓我們生活的環境更美好。這本《毒理學全書》不僅適合一般讀者閱讀，我也樂意推薦給有志於毒理學研究領域的年輕學子，可做為進入毒理學高深殿堂的敲門磚。

揭開毒理學迷霧的第一步

林嬪嬪

美國毒理學專家／國家衛生研究院 研究員

　　我與招老師都是毒理學領域的研究人員，也都是美國認證的毒理學家，平時只有在學術研討會上見面，互相討論毒理學相關研究。招老師選擇以不同於一般學者的方式，對社會貢獻他的專業知識，招老師自從 2019 年出版《對抗 $PM_{2.5}$ 的食踐術》等書以來，經常受邀於各種媒體，為民眾解答日常生活中接觸到危害物質的疑慮。當招老師打電話請我為他的新書寫序時，我猶豫了一下，因為我除了因學術研究撰寫英文論文，在國家環境毒物研究中心網站提供毒理學的國際訊息及資料之外，未曾以中文談論我的感想，但是我看過本書的目錄之後，我還是答應了。

　　起初我以為只是又一本科普的書，讓民眾了解一些我們周遭的環境中哪些物質可能有害身體健康，這類的休閒書籍，似乎不需要由我這種學者來推薦。但是當我看到目錄時不禁會心一笑，原來本書前面五個章節先以簡易的文字介紹毒理學基本觀念，例如概論

及劑量觀念，如此安排的確是用心良苦。在臺灣，毒理學一直是不被重視的專業領域，但是卻又是如此貼近人們日常生活的科學，從毒理學理論基礎到人們日常生活的應用之間，似乎存在一個很大的落差，導致學術界或政府與民眾溝通不良，經常發生有理說不清的現象。招老師這本書應該可以提升民眾的自我判斷能力，因此我推薦非生物醫學領域且關心周遭環境及食品是否危害健康的人閱讀此書。

本書下半段著重於描述常見的危害健康的物質及其預防方法。讀者如果配合前半段所介紹的毒理學基礎理論，更能領會其原因，甚至應用於本書沒有提及的潛在危害物質，並且學習如何保護自己及家人。

毒理學這個名詞一直被認為不好聽，在一般場合中，人們避之唯恐不及，招老師願意持續以此名稱寫書，的確值得鼓勵，希望藉由此書，能擺脫人們對毒理學的恐懼或排斥，讓更多有此專業的科學家守護大眾的健康。

在充滿毒物的環境裡趨吉避凶

許瑞祥

臺灣大學生化科技學系 兼任教授

萬物皆有毒，差別只在劑量。所謂的有毒或無毒是相對而非絕對的。

在日常的生活裡，從呼吸、從飲食、從肌膚，時時刻刻都會接觸到有毒物質，無論是光波、射線，還是超細懸浮微粒、奈米化顆粒，或是各種用來舒適環境、滿足口腹之慾、改善健康、控制疾病等的人造成分，人類自出娘胎開始就要與毒共存。因此認識毒物、了解毒理，如何避毒、減毒、到排毒，是現代人必修的功課。

招名威教授是美國毒理學會認證的毒理學家，是臺灣研究隱形殺手 PM$_{2.5}$ 毒害機制以及解毒方法的權威專家，在忙碌的教學與研究之餘，經常在社群媒體搭配時事議題，將生活中可能遇到的有毒物質細項解說或辨識真偽，提出可靠有效的解毒方式，引經據典的衛教大眾，是新生代專業網紅、名嘴的典範。

如今《毒理學全書》即將付梓，作者以毒理學家的專業，撰寫現實生活裡必讀的毒物知識與科普教材，深入淺出的教導現代人趨吉避凶之道，是常識裡的知識，也是在這提心吊膽的時代，人人必備的好書。

從難以想像到竭盡所能

  撰寫這本《毒理學全書》，耗費的時間已經不是重點，是幾乎消耗我近九成以上的腦力，原因無他，就是這本書的內容非常扎實。有時候我在做編修，都覺得我是不是用筆上完一整堂的毒理學課程？更別說要如何利用深入淺出地講解毒理學的精髓？即使是現在回望當初撰寫的過程，依然覺得太不可思議了！

  我相信市面上絕對找不到第二本可以把毒理學講得這麼透徹的書了，我可能也寫不出第二本比這本書更專業、更具深度，且適合普羅大眾閱讀的科普書籍。這本書的出版，剛好也感謝這段疫情時期帶給我喘息，讓我有近三年的時間可以好好地把這本書「磨」出來。

  老實說，當初和臺灣商務印書館洽談出版這本書時，我既訝異又擔心，心想這本書會不會在出版之後很快就絕版？畢竟這本書和現行書籍市場的「邏輯簡單」取向背道而馳，實在讓人難以想像

臺灣商務印書館擁有這般勇氣，願意出版這本如此深厚、紮實的著作！直到《毒理學全書》真的被裝訂起來後，我才發現，原來毒理學專書的外貌跟內容可以這麼親切，捨棄了復古、刻板與老套，加入了平易近人的解說與圖解，證實了即便是毒理學家也可以不斷創新。

在撰文期間，我真的一度起了想放棄的念頭，和編輯們討論了不下數十次，表達了我各式各樣的想法，但總是找不到放棄的藉口，只能不斷地對編輯說，「曉蕊總編，妳也真的是挺硬的」。

在這段刻苦的寫作期間，臺灣商務印書館的總編張曉蕊總是不厭其煩地問我：「請問是誰要樹立毒理學大師的地位呢？」、「你讓其他的書先發表，那些書永遠都不會是大師出的書了！」後來想想，也確實如此，如果好不容易拿到了一個專家頭銜，但日後出版的書籍卻沒有一本是直接闡述跟專業領域相關的專書，老實說真的很可惜，像是自己不承認自己的專業一樣。

在出版《毒理學全書》之前，我所出版的書籍雖然圍繞在毒理學的範疇，但多是以簡單、多元、實用、有趣的衛教議題為主軸，甚至結合生活時事來闢謠，重點式地向社會大眾解說正確資訊。然

而，有時候資訊過於簡單，反而導致這些資訊流通不完整，讓假訊息有機可乘。

有鑑於此，這本書所提供的內容除了一部分淺顯的毒理學常識之外，但加入了大量毒理學的專業知識，這些是市面上其他書都看不到知識，特別是毒物代謝的核心概念「ADME」機轉，告訴民眾毒物進入人體內須透過吸收、分布、代謝、排除等步驟，方能達到排毒、去毒的效果；以及當毒物進入細胞內部時，是如何與遺傳物質 DNA 結合、破壞，甚至導致錯誤修補而走向癌化等相關過程。

我不否認這本書的內容確實艱深，因為我在撰寫的時候也時常崩潰，畢竟毒理學本身就很艱難，能寫出這本毒理學書籍是我此生莫大的榮幸。但也有鑑於編輯們的用心，讓一本看似遠在天邊的文字稿，可以真的進入我們的眼簾，讓社會大眾看得懂我要表達的毒理學是什麼。

身為致力於普及毒物知識的毒理學專家，大眾的健康我責無旁貸，雖然現在謠言、假新聞、錯誤資訊滿天飛，要扭轉一切很難，但如果現在不起身對抗，未來勢必將更難以招架，讓我們一起勇往直前吧！

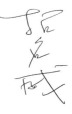

目 錄

Chapter 1 毒理學概論 ──────────── 018

Chapter 2 第二章 毒理學的「劑量」概念 ── 040

1

毒理學概論

有許多有形和無形的毒物環繞在我們日常的生活中,除了一些在大自然已經存在的毒素外,隨著科技的發達,有越來越多人為毒素也充斥其中。在某些情況下,這種暴露會導致健康損害,嚴重程度可大可小,輕則皮肉受傷,重則傷身死亡。這些毒素並不是遙不可及,事實上它們與我們的生活息息相關,因此,要如何在有毒的環境下安全地活著,已然變成是一個嚴峻的課題了,這便是一般人也必須要深入淺出的了解毒理學的原因,如此我們才能藉由了解這些新興毒素的特性,而更有機會了解其致病機轉與如何預防。

毒理學跟我們有什麼關係？

毒理學定義

　　毒理學就是要研究各種物質對人類和其它生物體所產生的毒性，以及其產生毒性的機轉是由何而來，並且可以對暴露於毒物的受體做出定量評估，以分析其受毒害的嚴重程度與被毒物波及的次數頻率。

　　一般來說，毒物也是一種化學物，要評估這些來自工業生產、環境汙染、大自然排放的物質，有效的監測方法和專業執行人員的培訓非常重要，特別是針對應用在日用品的新興毒素，用途範圍涵蓋藥品、食品、化妝品、農藥、醫療器材、半導體、3C產品及化學武器。

　　此外，毒理學除了要發展更有效的殺蟲劑、抗菌劑、農藥之外，發展解毒劑或防護措施也是重要目標，此舉除了要先探討毒物的本質特性之外，其致病機轉也要有足夠的研究數據，才有助於發展更安全無毒的生活環境。

毒理學的涵蓋範圍很廣，其中心思想仍舊不脫離化學物質。涉及化學物質的毒性研究大致包括五種：

（1）醫學上用於診斷、預防和治療的藥品與醫療器材。

（2）食品和化妝品內直接或間接的添加物。

（3）農業用途上所使用的農藥、生長激素、飼料添加物。

（4）化學工業用的溶劑、組成物、塑化工業、毒品製程。

（5）其它類別也包括了重金屬汙染、石化產品、動植物及微生物毒素。

由於毒理學涵蓋範圍廣闊，而且目標多重，就會細分出許多的小學科，我們以一個中了未知毒物且症狀嚴重的患者的案例，來分析毒理學的學科差異：一開始會像是 CSI 鑑識影集那樣，需要「分析毒理學」的知識，利用專業的檢測技術來鑑定，包括分析毛髮、體液、胃容物、盛裝毒物的容器等；鑑識分析完成後，「臨床毒理學」會對症下藥，給予適當解藥以降低毒性，或是利用其它方法減輕毒性症狀，也可以是增加毒物排出的速率。若談及法律層面的議題，就會像電影那樣，交由「法醫毒理學」的專業來處理，但此類仍然屬於需要用手操作的技術，若談到立法來限用或禁止毒物的使

用，或是規範其施用的法則以保護大眾的權益，這樣的學科又會被歸類在「法規毒理學」。

雖然我們一直強調毒物就在身邊，但實際上「中什麼毒」絕對跟職業類別扯上直接關係，意思就是做什麼樣的工作，就很有可能會中什麼樣的毒，而且這還可分為急性和慢性、短期和長期的差別，但都屬於「職業毒理學」的範疇。

至於我們一般談及的「環境毒理學」，是指陽光、空氣、水等自然環境中的毒物。這些毒物的特性，又可區分為不同的製造來源並經過人為運送、進到生活圈後，透過人體吸收、代謝，或是微生物的分解，最後排放到環境中造成汙染等。但有趣的是，環境毒理學的問題，很多案件都屬低劑量暴露，表面上看似沒有急毒性的徵狀，就以空氣汙染 PM$_{2.5}$ 來說，短時間內吸入根本就無感，因為完全不會造成顯著的危害，即使在汙染很嚴重的地方，都要長期暴露才會有顯著的毒性，時間有時長達 3～5 年之久，但造成的嚴重後遺症卻不可逆。

要完全了解毒物的來源與機轉，才能制定一個健全而有意義的法規，但要理解毒物的全貌，專業的毒理人員又必須要全盤了解毒

理學的基礎核心價值，這個部分屬於「傳統毒理學」的範圍，其中又還包括「機轉毒理學」，以提供毒物的毒性作用機轉，用以檢定毒性、風險評估和解毒。

即便是簡單的毒理學就有這麼多種分類（參照表 1.1），常常會讓人眼花撩亂、摸不清楚頭緒，也讓社會上不懂毒理學的人搞不清楚到底何謂真正的「毒物」，會讓人有只要「長期、慢性、過量才會中毒」等錯誤想法，這也導致常常聽到毒物謠言等的假新聞出現，但換個角度想，這也正是毒理專業存在的價值。

分析毒理學	利用專業的檢測技術來鑑定，包括分析毛髮、體液、胃容物、盛裝毒物的容器
臨床毒理學	對症下藥，給予適當解藥以降低毒性，或是利用其它方法減輕毒性症狀，也可以是增加毒物排出的速率
法醫毒理學	應用毒理學技術來鑑識解剖殺傷或傷亡事故
法規毒理學	立法來限用或禁止毒物的使用，或是規範其施用的法則以保護大眾的權益
職業毒理學	因職業而接觸到毒物，又可細分為急性和慢性、短期和長期
環境毒理學	毒物經過人為運送、進到生活圈後，透過人體吸收、代謝，或是微生物的分解，最後排放到環境中造成汙染
機轉毒理學	分析毒物的毒性作用機轉，用以檢定毒性、風險評估和解毒

▲表 1.1 各類毒理學簡介：毒理學涉及到生活的各個方面

毒物分類系統的作用

　　毒物分類系統可利用物化性質來預測溶解度、動向及排泄，且主要用於製藥工業，然而，它們在毒理學領域的潛在用途是幫助理解或預測環境相關化學物質的動向，或預測活性藥物成分排放至汙水中的影響。

　　2005 年時，科學家提出生物藥劑學藥物動向分類系統（Biopharmaceutics Drug Disposition Classification System，BDDCS），目的是在藥物發現和開發的早期階段協助預測藥物動向特徵。生物藥劑學藥物動向分類系統在 2011 年進行了進一步更新，含括 927 種藥物，並有助於預測載體蛋白調控的作用。

毒與藥的差別

　　討論這些有毒物質時，有一個觀念非常重要，就是「所有的物質都有毒，適度使用正確的劑量，即使全世界最毒的毒藥都可以成為有效的藥劑」。其實這個概念並不是憑空出現的，在中國古書《神

農本草經》中就已經有將藥性以劑量的方式分類，是所謂「大毒、有毒、無毒」三大類，而且中醫特別強調「是藥三分毒，無毒不入藥」，舉凡中藥的藥性，其實說穿了便是藉助中藥材的毒性發揮達成療效，並不是我們一般人所熟知的「中藥比較安全」。

傳統中醫對有毒中藥的分級，依據歷代醫家醫療的經驗和本草記載，凡使用小劑量即可產生毒性反應，其症狀發生快而重的稱「大毒」；使用較大劑量後出現毒性反應，且症狀發生較慢、較輕的稱「有毒」；使用大劑量或蓄積到一定程度才出現副作用，反應程度較輕的稱「小毒」，但因為計算劑量的精準技術是近百年來才盛行，這讓古代中醫無法明確具體量化說明中藥材的毒性。

我們以「水」來說明一下，地球上所有的生物都需要水來維繫生命，但因為如此，你就認為可以無止盡地喝大量的水就大錯特錯了，「水」的分子式是 H_2O，說穿了也不過就是個化學物質，使用的劑量過高，超過了人體所能負荷的程度，依然會有「水中毒」的現象發生。

另一方面，我們再以肉毒桿菌為例，我們平常食用的香腸、臘肉等能長期保存的肉類製品，很容易受到肉毒桿菌的汙染滋生，產

生非常劇毒的肉毒桿菌素，它的毒性極強，只需要 1 公克的量，就能夠毒死一百萬人，所以這就是為什麼在香腸內部我們會添加亞硝酸鹽，主要功能之一就是要抑制肉毒桿菌的滋生。然而，即使肉毒桿菌素的劇毒這麼危險，若劑量施用得當，近年來也是被廣泛使用在醫美微整型的技術上。

所以，現今的科技完整的證明了古代西方鍊金術士帕拉塞爾蘇斯（Paracelsus）的名言，「所有物質都是毒物，沒有一種不是毒物。只要劑量正確，就可以把毒物變成仙丹。」

劑量的重要性

避免中毒其實很簡單，只要攝取量低於會導致不良反應的劑量，我們的生活就可以達到無毒健康又安心的境界。既然如此，要得知任何一個我們會暴露到的物質的「劑量」，就變成是一個極為重要的「防毒」步驟了。

但在日常生活中，無論如何都難免直接或間接接觸到農藥、殺蟲劑、殺菌劑、食品添加劑、洗滌劑等潛在的有毒物質，想要好好

使用這些物品，首先得找出不會中毒的劑量。但要找到這個劑量，一般都不是以身試驗，而是多藉由動物試驗並經過嚴謹的換算後，始得到一個專業的結果為「無明顯不良反應劑量」（No Observed Adverse Effect Level，NOAEL），意思就是根據這個試驗找到「未觀察到任何有害作用」的「最高」劑量。

但無明顯不良反應劑量的使用單位是，每天每公斤體重所能攝取的毫克數（mg/kg body weight per day），不代表市面上產品可添加的末端劑量，因為每一種動物的藥物敏感度和反應程度均不同，以亞硝酸鹽來說，鱒魚是 0.1 mg/kg、狗是 2.6 mg/kg、兔子是 4.5 mg/kg、貓是 23 mg/kg、雞是 26 mg/kg。所以，在我們透過動物試驗得到無明顯不良反應劑量之後，毒理學家會再除以一個安全係數，像是 100～1000 不等，用以考量到人類與動物之間的差異，最後將會得到即便每天攝取也不會對健康造成負面影響的劑量，我們稱為「每日容許攝取量」（Acceptable Daily Intake，ADI）。下一步，政府單位會根據這個每日容許攝取量作為管制化學物質的起始標準（參照圖 1.1），如世界衛生組織（WHO）針對亞硝酸鹽的無明顯不良反應劑量換算而得的每日容許攝取量就落在 0.07 （mg/kg per day）。

另外一方面，就一些「非刻意」添加的殘留物，像是農藥、飼料殘留以及動植物用藥等，政府單位會依據一個稱為「最大殘留容許劑量」（Maximum Residue Level，MRL）作為監測與執法的標準，所以最大殘留容許劑量又可以稱呼為「執法劑量」。其實，這個最大殘留容許劑量的立意是要提供廠商一個合法添加或是施用的標準劑量，意思就是社會大眾常常說的「超標」就會受罰的意思，不代表是暴露到這個「超標」劑量就會中毒，兩者之間並不相同。

　　最大殘留容許劑量的換算方式，除了參考前述的每日容許攝取量，還需要考量到各國的飲食習慣、國際標準和實際田間測試的結果，嚴謹的計算之後才能訂定各國的執法劑量。再根據此計算邏輯，我們就可以利用最大殘留容許劑量再乘以每天的總攝取量，評估每天接觸毒物的「總曝露劑量」。但我還是必須要釐清一下，這個每天可接觸的總暴露劑量一定遠低於上述由實驗數據所推估的每

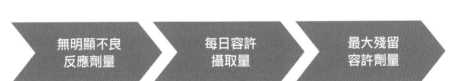

▲圖 1.1 劑量發展的先後關係：劑量發展的順序攸關毒物實際運用的可行性

無明顯不良反應劑量　每日容許攝取量　最大殘留容許劑量

日容許攝取量，因此，舉凡是當下驗出超標的產品也不一定會立刻造成中毒，只是在法律保護人民的前提之下，超標廠商要被受罰而已（參照表 1.2）。

　　若要明確的管控日常生活中會出現的毒物與其可能會造成的傷害，每日容許攝取量和最大殘留容許劑量就變成是非常重要的參考數值了。但這個數值是否會改變？答案絕對是肯定的，隨著相關研究及檢測方法的進步，所有的毒性規範，甚至是法規數字都是要符合最新、最科學的證據，方能讓參考依據可以與時俱進。

	測驗方法	目的
無明顯不良反應劑量（NOAEL）	動物試驗	「未觀察到任何有害作用」的「最高」劑量
每日容許攝取量（ADI）	NOAEL 除以 100 ～ 1000（安全係數）	即便每天攝取也不會對健康造成負面影響的劑量
最大殘留容許劑量（MRL）	1. 考量 ADI 數值 2. 考量各國飲食習慣 3. 考量田間測試結果	提供廠商一個合法添加或是施用的標準劑量

▲表 1.2 實驗差異：每種劑量測試都有其實際運用的目的，層層演進下才到我們熟知的「超標」

中毒的管道

　　毒物可以透過陽光、空氣、水、食物、藥物進入到我們的身體，吸收的主要途徑有胃腸道、肺部和皮膚，但在毒理學的試驗手段中，還包括了腹腔吸收、肌肉吸收、皮下或血液注射吸收。毒物並不是一接觸到身體就開始致毒，大部分的毒物都是要在被「吸收」過後才會發揮毒性。這時候我們就知道，某些特定器官在專門吸收特定毒物的時候，會因為毒物的專一被吸收特性，而導致特定器官毒害。

　　我們以酒精為例，大口喝酒的時候，嘴巴內部的腺體會先吸收一小部分的酒精，接下來會有約五分之一的酒精由胃來吸收，剩餘的大部分酒精則經由小腸進入身體，再到血液循環系統中。若胃裡面有一些食物存在，就會降低胃壁吸收酒精的效率，速度會減慢，但若酒精是混合著氣泡飲料一起飲用的話，酒精吸收的速率就會加快。

　　當酒精因為吸收而進入血液循環之後，大部分的酒精就會隨著血流進到肝臟代謝，最後將其分解成乙酸而排出，但在這個代謝

的過程中，往往肝臟也會被酒精的毒性破壞，因為乙醇代謝為乙酸中間，會產生一個有毒的中間產物稱為乙醛，在乙醛尚未轉換成乙酸的那段時間差，乙醛就會開始攻擊肝臟細胞造成毒害，所以，只要酒精喝得越多，肝臟代謝速度跟不上，乙醛存在於肝臟的時間就會越久，傷害就越大。而肝臟代謝不完的酒精有一些會經由腎臟排出，另一小部分會由肺部排出，這也是為什麼光是吐氣就可以測出酒精的原因。

除此之外，一氧化碳中毒也十分常見。一氧化碳中毒的原因通常是瓦斯外洩，時常發生在煮飯或使用熱水器期間，是燃燒不完全所導致的中毒症狀。由於一氧化碳無色無味，被人體吸入後會進入血管之中，一氧化碳對紅血球中的血紅素有極高的吸引力，會導致血紅素都被一氧化碳吸引，而無法攜帶它原本應該攜帶的氧氣。結果便是導致器官與組織細胞缺氧，進而引發頭痛、噁心、嘔吐、眼花，甚至是昏迷、死亡的症狀。

以上兩個案例，告訴我們中毒的管道不只是誤食，也會因皮膚接觸、呼吸接觸等方式，侵害到我們的身體健康。

從對毒理學的認知防止中毒

　　早期人類對於毒物的認知比較侷限，都只把會即時出人命的化學物質視為「毒素」，像是蛇毒、毒芹、姑婆芋或烏頭酸等植物，或是砷、鉛、鎳、汞、鎘等重金屬，不然就是常常被人拿來用作蓄意謀殺或自殺的農藥等。但因所知有限，為了救人尋求解方或建立預防手段避免重蹈覆轍，眾人才會開始逐漸重視「中毒」這件事。

　　在 1198 年，中古世紀的生理學家邁蒙尼德（Maimonides）發表了全世界第一本毒理學的專書《毒藥及解藥》（*Treatise on Poisons and Their Anticotcs*），以生理學和醫學的角度，非常嚴謹地來評估毒物的預防和其解毒的方法。

　　16 世紀之後，毒理學的演進有很多的發展。瑞士的生理學家／煉金術士帕拉塞爾蘇斯已經明確點出「劑量」是中毒的關鍵，他指出「沒有一種物質本身就是毒藥，而是劑量使它變成毒藥，正確的劑量決定它是毒藥或良藥」，這一個觀點成為毒理學的核心關鍵「劑量－反應關係」和「治療指數」（Therapeutic Index）的發展基礎。

　　此外，帕拉塞爾蘇斯也是第一位把醫學和煉金術結合的人，

其實在他的著作中有提到，煉金術的目的並非真的要練成黃金，而是要製造出有益人體健康的醫藥品。有鑑於他熟知重金屬的特性，在他的《斯尼伯格礦山病及其它礦工疾病》（*Von der Bergsucht und anderen Bergkrankheiten*）一書中，載明了長期暴露重金屬砷和汞的臨床症狀，成為當時判斷礦工中毒致死的標準，後來這也變成了「職業安全」防範的起源。

工業革命後，有越來越多種化學合成物被製造出來，功用也日趨複雜，造成的傷害也越來越嚴重，記錄也就開始增加。在 1895 年，德國外科醫師雷恩（Rehn）就曾報導過，三位苯胺染料合成工廠的員工，因長期大量暴露在苯胺的環境下，沒多久就得到了膀胱腫瘤。雖然苯胺的致癌機轉在 1938 年才經過動物試驗證實，但這項紀錄卻也建立了施用食用色素的嚴格標準以及化工職業暴露的安全守則。

另外一個例子。在 1950 年後期，因沙利竇邁毒性極低，被大量使用在鎮靜劑上，但事後卻發現妊娠期前三個月服用此藥之孕婦，所懷的胎兒會罹患先天畸形症，導致當時毒理學專家迅速發展出一個全新的毒理學門，稱為發育毒理學和致畸胎學。自此起，所有的

新興化學物要上市之前，都要通過這兩個新的毒理學門的檢測，以避免再次出現如沙利竇邁那種具潛在不良效應的藥劑。

到了近代，社會人口、科技、工業快速發展，食、衣、住、行、育、樂等生活方面的元素也必須跟著訴求健康與安全。據統計，在一個從事商業生產的國家，可能一天之內就會有上萬種的化學物質被製造出來，而社會大眾很有可能在不經意的情況下接觸，但因為暴露的人數眾多，社會單位無法在發生傷害前就進行預先控制，所以為了要能明訂這些毒物對人類的影響與相對應的措施，必須建立完整的毒理研究評估制度。

為了滿足這樣的需求，毒理學家會將毒物依其試驗步驟進行毒性測試試驗，並以層次系統施行優先順序測試，共分為臨床前的動物試驗和臨床人體試驗兩個部分。

現代的毒理學家除了參考「臨床試驗」的實驗數據外，也必須鑑別毒物的暴露指標、臨床診斷及健康損害作用，像是較著名的案例：利用檢測膽鹼酯酶對神經細胞接收器的抑制作用，做為農民有機磷農藥的暴露指標。以此追蹤實際的生物指標，建立風險評估的法則，如此方可及時採取策略來保護工人與社區民眾的健康。

另一方面，毒理學在各方面的進展，不僅包括生物化學、藥劑學、毒物動力學等化學上的研究，也包括次細胞層次上的形態學、細胞生物學、免疫毒理，分子層次上的遺傳學和基因毒理研究等，有助於了解毒物的性質、目標部位和機轉。舉個例子，現在體外培養人類細胞的技術非常純熟，我們為了要研究肝臟排毒的效率與其機轉，就可以利用體外培養肝臟實質細胞（Hepatocyte）和非實質細胞（Non-parenchymal cells）的技術，去了解致癌物質對肝臟細胞的毒殺性，以及可能造成分子層面DNA的傷害。除此之外，現代的技術也可利用幹細胞來分化腎臟細胞或是直接分離腎元（Nephron），在體外培養一段時間後，讓我們模擬毒物對腎臟功能的標的損害評估。

除了生物指標與機轉外，毒理學的一項重要功能就是測定人類暴露天然或人工化學物質的安全濃度，以避免暴露過量毒物傷害身體機能。美國的食品藥物管理局（FDA）於1954年領先全球，規範了使用食品添加物必須具備100倍容忍量，意思就是，人類飲食攝取化學添加物總量，不得超過長期動物試驗制定的最高安全劑量的1%。

在 1964 年，世界衛生組織則創造了「每日容許攝取量」，用以評估食品添加物的安全性，而且每年還依每日容許攝取量的評估程序，挑出當年度可能具有爭議的毒物，並特別邀請食品添加物、環境汙染物、畜牧殘留用藥和農藥的專家與會，多方評估並重新審查這些化學物的最新研究數據，制定最適當的每日容許攝取量數值。為了確定這些數值是普世都可以接受的標準，美國食品藥物管理局於 1980 年、經濟合作發展組織（OECD）則在 1982 年頒布了「優良實驗室操作規則」（Good Laboratory Practice），作為各國的毒理認證實驗室操作準則。

　　有鑑於對毒理學認知有限，但對知識的應用性卻又如此的急迫，若能將全球各地毒理學的研究數據轉為大數據，並應用成為符合國際認可的水準非常重要。在未來，我相信仍然會有很多的新興化學物質被生產出來，無論被發明的目的為何，考驗一直都在，若能經過完整的安全評估流程，我希望毒物到人類的身邊時，已經是具備絕對的安全性了，而它們的廢棄物或副產物也不會損害環境或對生態造成不良影響。

毒物的排放，你我都有責

　　説到「毒物」這個字，我想很多人還是很陌生，因為普羅大眾的常識真的很難去定義毒物，要說「長期慢性」或是吃的劑量過高，這些實在是太難了，但如果我們換個角度，以毒物會造成的結果來反向陳述，可能你就明白毒物真的離我們不遠。

　　舉個例子來說，你知道 10 年內罹患肺腺癌的人數倍增嗎？

　　演「海角七號」的藝人馬如龍在繼鳳飛飛、文英阿姨之後，也不幸因肺腺癌病逝。這麼多血淋淋的例子放在眼前，一般人一定都知道肺腺癌的可怕，但很誇張的是，很多人無法將造成空氣汙染的懸浮微粒與肺腺癌連結，特別是當我在推廣抗空汙排放的過程中，最常聽到人說：懸浮微粒真的會造成肺腺癌嗎？反正空氣已經這麼差了，多吸幾口沒差啦。反正我吸了這麼久也還沒死

啊！

　　其實，毒物的影響就是這樣，個體差異再加上劑量累積，導致很多事情不是不發生，也不是你不在意就不會發生。事實證明，肺腺癌的罹患率一直在增加，而且不僅是在臺灣。2016 年國健署的統計資料，在臺灣，10 年內罹患肺腺癌的人數竟然倍增，從 2007 年的 4614 人到 2016 年的 9183 人，這些肺腺癌患者占總罹肺癌人數近 7 成，且女性的發病率較高，特別的是，患者中有 90% 的女性不抽菸，男性則有 40% 不抽菸。

　　到底為什麼不抽菸也會得肺腺癌？毒物在哪裡？致病的原因真的很多，長期吸二手菸、暴露在油煙環境以及空氣汙染 $PM_{2.5}$ 等，都會讓罹癌風險升高。由於病程較慢、症狀較不明顯，當醫生確診時，有高達六成的患者都已是晚期，5 年存活率很低。早期發現、早期治療還是上策。根據臺灣癌症基金會的建議，如果肺癌的病灶在一公分以下就被發現並進行必要手段，5 年存活率仍可高達 85% ～ 90%。

　　統計數據還指出，除了抽菸之外，還有下列六大原因也會是罹患肺腺癌的高風險族群：

　　（1）經常吸入炒菜油煙，如家庭主婦、廚師。

（2）常暴露在交通廢氣排放較高的環境，如交通警察、卡車司機。

（3）長期暴露於致癌工作環境，如金屬業、冶礦業、接觸石綿、放射線環境者。

（4）有肺癌家族遺傳病史。

（5）曾罹患肺結核或是其它肺部慢性發炎疾病。

（6）抽菸成癮的人以及其家人。

由於肺腺癌症狀並沒有特異性（意即專屬的徵兆或反應），其它疾病也可能出現類似症狀，除了高危險群應定期檢查之外，一旦生活中出現任何不適情況，包括長期持續性咳嗽、咳血、胸悶、胸痛、呼吸發喘、聲音嘶啞、吞嚥困難、頸部淋巴結腫大、極度疲倦、體重下降、食慾不振等都應即刻就醫。

肺腺癌的死亡率極高，而且引發致病的毒物因子來自於四面八方，只要你稍稍不小心，就不僅只是一個受害者而已，更有可能也會成為一個會影響他人健康的加害者。所以，毒物的排放與管控真的不只是政府的責任，也不會只是別人的責任，只要每一個人都做好自己健康的本分，自然而然我們環境周遭的毒物就會越來越少，生活品質才會更健康與安全。

Chapter

2

毒理學的
「劑量」概念

要對生物系統產生毒性，必須要有足夠濃度的化學物質以「活性」形式，在必要的一段時間內累積在作用部位。許多化學物質在其「天然」形式下毒性較低，但是當受到體內的酶（酵素）作用時，會轉化為干擾正常細胞生物化學和生理學的中間形式。因此，劑量便是重要的考量。

引發毒性反應的因素

　　是否發生毒性反應，取決於多種因素：化學物質的化學和物理特性、暴露情況、系統如何代謝、特定目標部位的活性形式濃度，以及生物系統對損傷的整體敏感性。為充分描述特定化學物質的潛在危害，不僅需要知道其產生的作用類型和產生該作用所需的劑量，還需要知道與上述化學物質本身、暴露和處置有關的資訊。至於影響毒性的兩個主要因素則與特定化學物質的暴露狀況有關，即暴露途徑以及暴露持續時間和頻率。

接觸途徑及部位

　　有毒化學物質進入人體的主要途徑是胃腸道（攝入）、肺（吸入）和皮膚（局部、經皮或真皮）。直接注入血液（靜脈內途徑）時，化學物質通常會產生最大的效果和最迅速的反應。化學物質還能透過其它途徑以不同程度進入人體，毒性效力的大致降序排列為吸入、腹膜內、皮下、肌肉內、真皮內、口服、真皮。而不同的媒

介（溶解有毒物的惰性材料）與製劑成分可在攝入、吸入或局部暴露後，明顯改變吸收的速度。

此外，給藥途徑亦能影響化學物質的毒性。例如，一種作用於中樞神經系統、但能被肝臟有效解毒的化學藥品，經口服給藥造成的毒性比吸入給藥更小，因為幾乎所有劑量在經由口服到達全身循環之前都必須通過肝臟，然後才是中樞神經系統。一般狀況下，毒物進入人體的不同途徑與某些類型的接觸有關。因為職業而暴露於化學物質的最常見原因為，呼吸被汙染的空氣（吸入）及／或皮膚與該物質的直接和長期接觸（皮膚暴露），而意外暴露及自殺性中毒最常藉由口服攝入發生。

比較化學物質透過不同暴露途徑的毒性劑量（Toxic Doses，TDs），通常可以提供體內吸收程度的實用資訊。在口服或經皮給藥毒性劑量與靜脈內給藥毒性劑量相似的情況下，該化學物質會被判定為易於迅速吸收。然而，若透過皮膚途徑的毒性劑量比口服毒性劑量還要高，皮膚很可能成為有效的障壁。任何暴露途徑的毒性作用還可能受其媒介中化學物質的濃度、媒介的總體積、生物系統暴露的載體性質，以及暴露速度之影響。

暴露持續時間及頻率

實驗動物暴露於化學物質的持續時間和頻率分為以下四類：急性、亞急性、亞慢性和慢性。急性暴露是指在人類接觸化學物質的情況下，與對照動物研究相比，接觸的頻率和持續時間沒有明確定義；但是，也有許多相同的術語被用來描述一般的暴露情況。職業暴露或環境暴露可分為急性（單一事件或發作）、亞慢性（數週或數月間反覆發生）或慢性（數月或數年間反覆發生）。人類有多種急性、亞慢性和慢性中毒的例子。

1984 年，印度一家化學工業公司因異氰酸甲酯外洩，導致超過 200,000 人急性暴露和中毒，在事發的 24 小時內造成約 2,000 人死亡。而在環境或工作場所接觸到大量的有毒金屬鉛的兒童或工人，可能會在數週或數月間的亞慢性暴露後，導致明顯的神經功能缺陷。若要觀察到乙醇（如肝硬化）及抽菸（如慢性阻塞性肺病）的慢性毒性，通常需要耗費多年。

就許多化學物質而言，單次暴露後的毒性作用，與反覆暴露後產生的毒性作用完全不同。例如苯的主要急性毒性表現是中樞神經

系統抑制，但反覆接觸可能導致骨髓毒性及白血病風險增加。急性暴露於可迅速吸收的化學物質下，可能會立即產生中毒反應，但也可能產生延遲毒性，這種延遲毒性可能與慢性暴露的毒性作用相似或不同。除了有毒物質的長期、低水準或慢性影響外，長期暴露於有毒化學物質，也可能在每次給藥後產生某些立即性（急性）作用。

這種對化學物質進入人體的速率，以及隨後發生的排泄和代謝情況的研究，便是所謂的毒物動力學（Toxicology），其研究方法為，在暴露後的不同時間點進行血液或組織採樣，以確定化學物質的濃度，方能更進一步了解暴露對毒性終點的影響。化學物質的濃度時間側寫（Concentration-Time Profile）會受到暴露頻率影響，若暴露於單一毒物劑量會產生嚴重影響的時間低於 24 小時，只要排除速率高於暴露頻率，在不同時間點也可能不會起任何作用。

雖然急性暴露通常是指單次給藥的狀況，但是對於某些輕度有毒或幾乎無毒的化學物質，可能在 24 小時內重複暴露。吸入引起的急性暴露是指連續暴露少於 24 小時，最常見的情形是暴露時間少於 4 小時。重複暴露分為三類：亞急性、亞慢性和慢性。亞急性暴露是指反覆接觸化學藥品的時間不足 1 個月，亞慢性暴露的時間為 1

至 3 個月，慢性暴露的時間則為 3 個月以上。這三類重複暴露可以藉由任何途徑發生，但大多數情況下為口服。假設排除毒物的半衰期（即從血流中清除 50% 的化學物質所需的時間）大約等於給藥頻率，毒物濃度理論上要到第四個劑量時才會達到，若 A 化學物質僅用兩個劑量就達到了毒性濃度，代表排除速度比給藥間隔（每個重複給藥間的時間）要慢得多（參照表 2.1）。

類別	暴露時間	暴露次數
急性暴露	4 ～ 24 小時	通常是單次給藥
亞急性暴露	不足 1 個月	
亞慢性暴露	1 ～ 3 個月	重複暴露
慢性暴露	3 個月以上	

▲ 表 2.1 毒性分類：最主要的差異就在於暴露毒物的時間與次數

然而，假設 C 化學物質的排除速率遠短於給藥間隔，無論給藥劑量多少，都永遠不會在作用部位達到毒性濃度。當然，即使化學物質本身沒有累積，每次的劑量也可能導致細胞或組織損傷。那麼，重要的考量因素在於，劑量之間的間隔是否足以允許損傷的組織完全修復。很顯然地，在任何類型的重複暴露下，毒性作用的

產生不僅受暴露頻率影響，實際上更可能完全取決於暴露的頻率，而非暴露的持續時間。因此，如果化學物質在生物系統中累積（吸收速率超過生物轉化和／或排泄的速率）、產生不可逆的毒性作用，或者系統無法在暴露頻率間隔內從有毒損害中恢復，即可能產生慢性中毒。至於分子、生化和細胞效應（反應），每種都有專屬的「劑量與反應」關係。這些關係可能包括受體結合、酶輔助因子可用度、細胞能量學，以及細胞或器官損傷標記等的變化。因此，化學物質的毒性反應隨著劑量不同而變化，並隨著劑量的增加，可能會出現不同類型的反應（如細胞儲存之三磷酸腺苷〔Adenosine Triphosphate，常稱為 ATP〕耗損，會導致細胞死亡），以及特定反應的幅度或程度的差異（如比起未高度暴露的組織，高度暴露於化學物質的組織，會出現明顯的組織病理學變化）。

在總體「劑量與反應」的特徵中，須注意的有可能是在多種不同細胞類型中，發生了數個分子和生化事件上的累積個體劑量與反應關係的整合。因此，在低劑量下產生的細微影響（像是影響啟動核蛋白轉錄因子的化學物質的基因表達變化，例如與芳香烴受體〔AhR〕結合的戴奧辛），不如以較高劑量出現的反應明顯（如細胞壞死）。

不同種類的劑量與毒性反應關係

化學物質之「劑量」與「反應」間的關係，是現代毒理學的基礎。劑量－反應關係之定義為，施用的毒物量與在生物系統中觀察到的變化程度之間的關聯。描述暴露在化學物質的狀況時，重點在於考慮在環境中施用或測量到的化學物質劑量（外部劑量），以及在生物活性部位吸收和發現的化學物質劑量（內部劑量）。

在確定大多數化學物質的內部劑量時，許多毒物動力學因素十分重要，因為這些劑量通常在不同組織間會有所差異。除了評估內部劑量外，量化生物反應的能力還取決於定義可量化的終點。

化學物質或毒物的劑量可以用質量或濃度表示，其中濃度單位取決於有毒化學物質發現時的狀態為固態、液態或氣態。舉例來說：攝入止痛劑乙醯胺酚數小時後，內部血液濃度超過 150 mg/L，即視為有毒暴露；空氣汙染物濃度通常為一立方公尺空氣中的有毒物質含量（mg/m3）。描述濃度的另一種常用方法是質量單位相對於質量單位總數，如飲用水中鉛的含量應小於十億分之十五（15 ppb）。描述上述飲用水標準的另一種方法是每公升 15 微克（μg/L）。若化

學物質會施用於人與動物時，劑量通常表示為毫克數／每公斤（mg/kg）。

　　劑量－反應關係通常分為兩類：（1）個體劑量－反應關係，描述個別生物體對化學物質劑量持續增加的反應，通常稱為「分級」反應，因為其測量一定劑量範圍內的連續作用；（2）定量劑量－反應關係，展現生物族群中對不同劑量之個體反應的分布。

個體劑量－反應關係（分級劑量－反應關係）

　　個體劑量－反應關係的特徵為，劑量的連續暴露導致特定反應的幅度增加。判定分級劑量－反應關係時，必須仔細選擇一系列劑量，以評估和鑑定特定的生化過程。舉例來說：在大腦中分別有膽鹼酯酶和脫羧醣酯酶，這兩種酶的抑制程度顯然與毒物劑量有關，即使單位劑量抑制程度不同。舉例來說，在大腦中，用 3 mg/kg 的陶斯松（殺蟲劑）抑制膽鹼酯酶，並不會改變脫羧醣酯酶的活性。在更高劑量的陶斯松下（5 mg/kg 或更高），兩種酶都會受到抑制，但是對膽鹼酯酶的抑制程度比脫羧醣酯酶更高。

暴露於陶斯松所引起的主要毒理反應，與大腦中膽鹼酯酶抑制的程度直接相關。因此，陶斯松的臨床症狀及徵候會遵循與大腦膽鹼酯酶相似的劑量－反應關係。然而，如上所述，對於許多化學物質而言，在不同組織中有數個不同的目標部位（即標的器官或標的組織），因此可能會產生不只一種作用。所以，雖然在生物體內可以觀察到對不同劑量化學物質的反應，但大多數化學物質具有數個毒性目標部位或機制，每個部位或機制都具有自己的「劑量－反應」關係及隨後的不良反應，這樣的情況讓判別劑量－反應更為困難。

定量劑量－反應關係

與個體中出現的「分級」或連續範圍的劑量－反應關係相反，族群中的劑量－反應關係本質上為定量，即「有或無」，亦即在任何給定劑量下，族群中的個體不是歸類為「反應者」，就是「非反應者」。儘管這些區別「定量總體」和「等級個體」之劑量－反應關係的差異很實用，但兩種反應在概念上完全相同。在這兩種情況下，縱坐標都單純標記為反應，可以是個體或系統中反應的程度或

族群中一小部分個體的反應，而橫坐標是給藥劑量的範圍。

廣泛用於估算族群暴露於毒性之反應的方法為「有效劑量」（Effective Dose，ED）。一般而言，使用族群反應水準的中點（即50%），得出「ED_{50}」值，即「半數有效量」。在以死亡為測量終點的情況下，ED_{50} 亦可稱為「半數致死劑量」。但是，任何反應水準都有其參考價值，例如 ED_{01}、ED_{10} 或 ED_{30}。

從歷史上看，測定 ED_{50} 通常是使用全新化學物質時會進行的第一個實驗。如今，大家普遍認為 ED_{50} 作為衡量危害的手段價值不高，即使它確實提供了有用的概略，表示化合物能因單次暴露而引起嚴重的、危及生命中毒的相對性危害。雖然死亡是一個明顯的量化終點，但應注意的是，任何定量反應皆可使用此量化終點。舉例而言，說明化學物質對兒童或野生生物的危害時，鉛或 DDT 的 ED_{50} 即非以死亡為終點，因為利用生物指標的反應或實際產生的危害，更可以說明兩者造成的毒害。

除了定量反應，連續變量（如分級數據）也可以轉換為量化反應。例如，指定血壓降低 10 毫米汞柱（mmHg）以上的個體為「反應者」，或許就能藉此評估降血壓藥在該族群的效用。需要注意的

是，在此範例中，血壓變化為 50 毫米汞柱的個體與血壓僅變化 10 毫米汞柱的個體會歸為在同一類，但血壓變化為 8 毫米汞柱的個體則會分類為「無反應者」。

由於定量劑量與反應數據通常表現出高斯分布，因此可以將以百分比表示的反應轉換為常態對等偏離量（Normal Equivalent Deviations，NEDs）的偏差單位。當常態對等偏離量為 0 的時候，涵蓋了 50% 的反應；常態對等偏離量為 +1 時涵蓋了 84.1% 反應。傳統上，常態對等偏離量的單位是藉由將值加 5 來轉換以避免產生負數，因此這些轉換後的單位稱為機率單位。在此轉換中，50% 的反應轉換成機率為 5，+1 偏差轉換成的機率為 6，而 –1 偏差轉換成的機率為 4（參照圖 2.1）。本質上，機率轉換即是將定量數據從假定的高斯分布調整為一條直線。畫一條從機率單位 5（即 50% 反應點）到劑量－反應線的水平線，即可得出 ED_{50}（參照圖 2.2）。

在相交點處繪製的垂直線於 ED_{50} 點處與橫座標相交。從這條線可以明顯看出，透過類似的程序亦可得出有關 90% 或 10% 族群的有效劑量資訊。從數學上可以證明，信賴界限所包含的值的範圍，在劑量－反應曲線的線的中點（即 ED_{50}）最窄，在兩個極端（ED_{10} 和

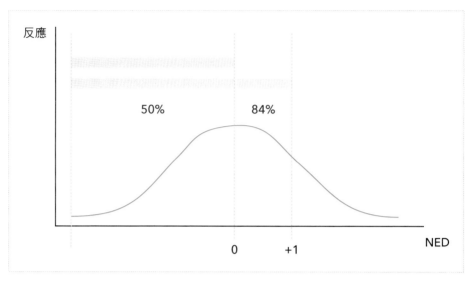

▲圖 2.1 定量劑量－反應數據：可以看到常態對等偏移量 =0 時涵括了半數的反應，常態對等偏移量 =+1 時則涵括了 84% 的反應

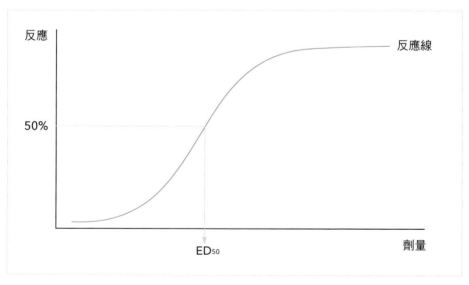

▲圖 2.2 ED50 計算方式：從含括半數反應的結果就可推導出 ED50 的劑量

ED$_{90}$）最寬。除了 ED$_{50}$ 外，還可以獲得劑量－反應曲線的斜率。

從上述的定量劑量與反應數據的敘述，我們可以知道在族群中對某個毒物的反應關係。這種模型推估可以幫助我們預測特定毒物對族群的危害程度。同樣，除了機率模型之外，其它模型（包括 Hill、Logit、Weibull）也可以藉由嚴謹的數學分析表達劑量－反應關係。

跨物種劑量推測

毒理學研究人員經常研究多種動物，因此有必要比較動物之間的劑量差異。這在藥物開發中尤其重要，因為實驗動物產生的臨床前數據會用來證明及設計用於人類臨床試驗的實驗。雖然體重通常用來計算個別生物體的化學物質劑量，卻無法用於跨物種推論。因此，跨物種外推劑量通常需要異速生長（Allometry），用來研究體重和其它生物與物理參數之間的關係，如基礎代謝率（即熱量消耗）、心跳率和血流。異速生長研究顯示，體重與各種其它生理參數之間的關係，可以透過以下公式近乎精確地估算：$Y = aW^b$，Y 是目標生

物學參數（例如代謝率），而 a 和 b 為與體重相對於 Y 的常數。通常當 b 等於 1 時，物種之間的器官大小比例最佳；當 b 為 0.67 ～ 0.75 時，代謝衍生參數的比例較佳。

　　估算跨物種劑量的簡易方法為使用體表面積（Body Surface Area，BSA）而非體重。體表面積與大多數哺乳類動物體重之間的關係，可以公式體表面積 = 10.5×（體重 [克]）$^{0.67}$ 表示。跨物種毒性數據的經驗比較證實，此種關係適用於毒理學計算。例如特里維斯‧CC（Travis CC）與懷特‧RK（White RK）的科研文章分析了 27 種不同化學治療藥物的大量毒性測試數據，範圍涉及小鼠、大鼠、倉鼠、狗、猴與人類。他們發現與毒性最相關的體重指數為 0.73，95% 的信賴區間為 0.69 ～ 0.77，證實了此類數學模型可用來推測跨物種的毒性數據。

　　美國食品藥物管理局建議使用動物數據、體表異速生長，及納入安全係數，藉此計算研究藥物之首次人類臨床試驗的最大推薦起始劑量。這意味著必須從動物研究中了解無明顯不良反應劑量。使用動物中的無明顯不良反應劑量，再利用體表面積轉換為人體等效劑量（HED）。公式為人體等效劑量 = 以 mg/kg 表示的動物劑量 ×（以 kg

表示的動物體重／以 kg 表示的人類體重）$^{0.33}$（參照表 2.2）。上述轉換主要用於安全測試。使用體表面積估算跨物種的藥理活性劑量的作用已被充分檢驗；然而，在估算等效劑量時，建議應加入除了體表面積以外的其它因素。

並非所有毒性反應都一定以相同的方式在物種間擴展，異速生長比例也不該應用於所有類型的化學物質。例如當使用體重而不是體表面積時，物種間的急性致死性相關性更加明確。同樣地，經歷腎臟排泄（而非膽道排泄）、肝代謝最少、組織分布有限，且標靶分子在物種間相似的化學物質，更適合採用異速生長比例推測。

計算模型，尤其是以生理學為基礎之藥物動力學（Physiologically Based Pharmacokinetic，PBPK）建立的模型，越來越常被用於跨物種標定劑量。藥物動力學模式使用關鍵的生理參數及機械數據，以數學描述與預測化學物質的體內分布。上述評估中使用的關鍵因子包括組織體積、擴散率、灌注、運輸、膜滲透性、分配係數。利用這些資訊，可以得出化學物質在跨物種之間的毒物動力學關係。為了應用毒物動力學數據以估算毒性風險，考量該化學物質的毒物效應以及物種間是否存在差異也很重要。

體重與各種其它生理參數之間的關係	Y（目標生物學參數） $= aW^b$
體表面積（BSA）	$BSA = 10.5 \times$（體重 [克]）$^{0.67}$
人體等效劑量（HED）	HED $=$ 以 mg/kg 表示的動物劑量 $\times$（以 kg 表示的動物體重／以 kg 表示的人類體重）$^{0.33}$

▲表 2.2 跨物種劑量推測的公式：從實驗動物拓及到人類實驗的重要推導模型

單調與非單調劑量－反應曲線

單調劑量的反應曲線呈現線性趨勢，就是一般的認知現象：隨著劑量暴露增加，造成毒性或反應的影響就越大。但是，非單調的劑量－反應關係也同樣存在，並沿著曲線存在數個轉折點以改變形狀。非單調劑量－反應曲線的形狀可變，且可能與「山谷」或「整個山丘」類似。如圖 2.3 所述，必需營養素的反應曲線可以呈現 U 形和倒 U 形曲線。同樣地，一些化學物質被認為在低暴露量下對有機體有益（稱為「毒物興奮效應」或「毒物興奮」），而在高劑量下有害。其它劑量－反應曲線也類似於具有多個上下轉折點的「雲

霄飛車」。長期管理毒物的方法集中在藉由單調劑量－反應曲線來外推低劑量時預期的作用。但是，非單調劑量反應的研究也逐漸受到重視，尤其針對內分泌活性化學物質。

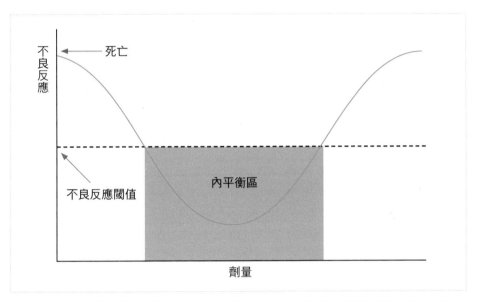

▲圖 2.3 必需營養素的非單調劑量－反應曲線：可以發現整個曲線呈現倒 U 型，代表並非劑量越高，反應越大

非線性閾值毒性模式

劑量依賴反應研究中發生的重要轉變之一，是在低劑量下發現

的。藉由評估閾值或使用線性、非閾值外推法，可以外推低劑量下單調劑量反應的形狀。如果首先以閾值觀察毒性的劑量，會發現在低於此水準（閾值）的劑量下，個體反應的可能性為零。相比之下，線性、非閾值模型假設，即使在非常低的劑量下，劑量與反應之間也有一定比例的直接關係。

要確定單調劑量的反應閾值，取決於需要量化的特定反應、測量的靈敏度，以及研究對象的數量。個體劑量－反應關係確實存在許多毒性作用的閾值，然而個體之間的反應差異和反應模式也會隨劑量而改變，因此要在人群中為任何化學物質建立真正的「無作用」閾值頗為困難。雖然急性及許多慢性反應閾值的生物學基礎已經建立，且能時常根據機械式資訊進行證明，但某些類型的慢性反應（如癌症和激素中介的效用）是否存在閾值仍頗具爭議。

閾值的概念已透過採用質性的風險表示方法——稱為毒理關切閾值（Threshold of Toxicological Concern，TTC），應用於非致癌化學物質。毒理關切閾值顯示，接觸低於一定水準的化學物質時，對人體健康的危害不明顯。毒理關切閾值最初是在食品安全的脈絡下提出，但現已擴展到化妝品成分和藥物製劑中發現的雜質。毒理關切

閾值整合了包括暴露、化學結構、體內處置、生物轉化、毒性在內的可用數據，可用於確定化學物質的優先等級以進行進一步測試。

除此之外，對於慢性反應的閾值尚未明確定義，特別是在化學致癌領域，「ED_{01}」研究提供了實驗上難以確定閾值的經典案例。實驗使用了超過 24,000 隻小鼠和 81 個不同的治療組，來確定原型致癌物乙醯胺基二苯駢伍圜（2-acetylaminofluorene，2-AAF）的反應閾值。研究設計目的在於指出統計學上顯著的 1% 反應（概率為 0.01）。小鼠分別於以 30 ～ 150 ppm 範圍內的七個劑量（加上 0 劑量作為對照）暴露於 2-AAF，並於多個時間點收集組織細胞以確定腫瘤的發展速度。肝腫瘤和膀胱腫瘤皆顯示，隨著劑量增加，發生率也隨之增加，但兩條曲線的形狀卻明顯不同。就肝腫瘤而言，所用劑量沒有明確的閾值，而膀胱腫瘤卻明顯存在清楚的閾值，這代表 2-AAF 並不存在一個高於某個劑量才會形成肝腫瘤的閾值。

然而，膀胱癌的清楚閾值（或觀察到的無明顯不良反應劑量）在 33 個月（45 ppm）時較 24 個月（75 ppm）時為低。當然，檢測低腫瘤發生率的能力取決於研究中使用的動物數量。因此，儘管膀胱腫瘤的閾值（低於此劑量即不會發生反應）似乎頗為明顯，但如

果在較低劑量組中增加更多動物，仍無法肯定在閾值以下不會發生腫瘤。

如上所述，風險評估曲線的外推形狀，尤其是在極低劑量的致癌物暴露下，會根據線性、非閾值風險模型中使用的機制而變化。一般認為不會與 DNA 相互作用的非遺傳毒性致癌物（如降血脂藥 clofibrate）具有劑量反應閾值，而能夠直接修改及破壞 DNA 的遺傳毒性致癌物（如 2-AAF）則會增加致癌風險，即使接觸最低劑量也同樣危險，因此不具有反應閾值。

再舉例來說，之前的虹鱒胚胎暴露於致癌物的新興數據，使極低劑量的劑量－反應曲線形狀得以進行更加嚴格的統計分析。將該模型應用於遺傳毒性致癌物 dibenzo[def,p]chrysene（DBC，又稱為 dibenzo[a,l]pyrene），可以發現劑量－反應曲線的估算形狀，下降到每 5000 隻動物增加 1 個腫瘤的反應水準，原因在於有大量樣本暴露其中。超過 40,000 隻鱒魚接受 500 倍範圍內的不同 DBC 劑量（最低劑量 0.45 ppm，最高劑量 225 ppm），對照組和低劑量組中有 8,000 多個樣本。由於 DBC 是有效的誘變劑，因此可假定 DNA 鍵結物的形成速率和腫瘤發生率在整個劑量範圍內皆為線性關係。但

是，在較低劑量下，外推值可能存在明顯誤差，在同樣的劑量條件下，外推的劑量－反應曲線比線性外推法所預期的反應還要高。值得注意的是，儘管腫瘤反應展現出明顯的「閾值」，但 DBC-DNA 鍵結物的形成在使用最低劑量時仍呈線性關係，代表即便在最低劑量，劑量的多寡依然會影響腫瘤的發生率。

雖然這些發現為早期和潛在效應的極低劑量－反應關係提供了新穎的見解，但有關閾值的價值以及用於致癌風險評估的線性、非閾值方法的爭論依然持續。

2006 年美國國家科學院游離輻射生物效應委員會第七號報告（Biological Effects of Ionizing Radiation VII Report，BEIR VII）以廣島及長崎的原爆倖存者的腫瘤紀錄作為流行病學數據，建議繼續使用線性、非閾值的劑量－反應曲線來進行低線性能量轉移游離輻射（如 X 光和伽瑪射線）的毒性反應，且報告中主張「不可能存在一個閾值並認定在該閾值以下就不會誘發癌症，但在低劑量下，輻射誘發的癌症數量會很少」。因此，用於游離輻射和癌症風險的線性、非閾值劑量與反應模型已由許多全球監管機構採用，並經常應用於其它遺傳毒性致癌物。

然而，對於這些建議的依據，以及線性、非閾值模型的持續監管使用，仍存在隱憂。這種由上而下給予指示的方法遭受批評，因為它沒有考慮如 DNA 修復及清除帶有受損 DNA 之細胞等適應性機制。最近的科研調查了一種稱為 CDDO-Im（與綠花椰菜中發現的抗氧化劑化學物質密切相關）的「抗致癌物」防止毒性損傷 DNA 的能力。實驗測試了施打強力誘變劑及肝致癌物黃麴毒素 B1（Aflatoxin B1，AFB1）之大鼠的基本數據，及其隨後罹患的肝癌。在該研究中，一組實驗大鼠所施打的黃麴毒素 B1 劑量導致高水準的 AFB-DNA 鏈結物形成，且幾乎所有動物（96%）皆罹患肝癌；而實驗人員預先處理了第二組動物，給予相同劑量的黃麴毒素 B1，同時又施打可完全預防肝腫瘤的 CDDO-Im，有效地將 DNA 損傷降低到 70%。因此，儘管遺傳毒性化學物質對 DNA 的損害可能在「低劑量時是線性的」，但由於化學致癌作用頗為複雜、步驟過程繁多，加上可誘導的「適應性反應」過程（如 DNA 修復），癌症的實際發展可能並不遵循線性、低劑量（即無閾值）反應，即使是強力誘變性致癌物亦然。

水喝多了也會中毒？
一切都跟劑量有關！

　　所有毒物或藥物中毒的邏輯，背後最關鍵的因素就是劑量。有些毒物即便是小劑量就有可能引發非常嚴重的中毒反應，但容易讓人忽略的是那些日常生活中被視為健康無毒的飲品，也有可能會引發中毒。

　　普羅大眾都認為喝水應該多多益善，有助於身體代謝、養顏美容，但真的是如此嗎？不少人在大量運動後，短時間內大量喝水，讓身體內瞬間增加過多的水分，造成電解質失衡，便有可能中毒！

　　你會想說水不是排毒的嗎？為什麼喝水也會中毒？說穿了，水也是一種物質，當然也會有劑量超量的問題。

　　喝水雖然可以幫助身體維持正常運作、調節體溫、新陳代謝、排出毒素，但一次喝太多水，反而會稀釋體內鹽分，破壞鈉、鉀、鎂離子的平衡，從正常的血鈉含量 135 ～ 145 mEq/L 降到 120 mEq/L 以下，電解質失衡後，就會產生低血鈉症的中毒症狀，包括感覺遲鈍、頭暈眼花、神智不清、嘔吐、虛弱無力、心跳加快等，嚴重的還可能出現痙攣、身體麻痺、昏迷甚至危及生命。

　　水中毒最常見於從事長時間、高強度的運動員身上，例如馬拉松、三鐵、騎車環島、登山健行等運動。這是因為長時間的運動導致身體電解質大量流失，讓抗利尿激素荷爾蒙（Antidiuretic Hormone，ADH）持續分泌，此時若只補充水分便會導致水中毒，BMI 過低或過高的人更容易中毒。

　　然而，說這麼多，到底喝多少水會中毒？根據衛福部的規範，每個成年人每公斤需攝取 30cc 的水，簡單來說 60 公斤的健康成人，每天最少要喝 1800cc 的水分。然而，如果你從事高強度的運動或工作，就必須增加飲用水，但切記千萬不要短時間內大量飲水，運動或工作結束後，也可以優先補充運動飲料，調節體內的電解質。

從水中毒的案例中，我們可以發現即便是看似最安全的東西，劑量的多寡都會影響中毒的可能，因此生活周遭的毒物、藥物、食物都要把握這個要點！

3

各種毒性試驗的
標準和概況

新藥與中藥的開發,在進入人體試驗前,必須依據法規進行臨床前安全性評估試驗,藉以證明新藥之安全性與有效性。需執行的項目包括藥物動力學、耐受性試驗、重複劑量急毒性和慢性試驗、基因毒性之外,還有針對特殊器官的生殖毒性、發育毒性、免疫毒性、心血管毒性、眼刺激性試驗、皮膚腐蝕性試驗、溶血性試驗等。

為何要做毒性測試

動物毒性測試的基礎主要有兩個概念。

首先是化合物對於實驗室動物中產生的作用，若符合資格，便適用於人類。這個前提適用於所有實驗生物學及藥物。即使並非全部，至少大多數已知對人類有影響的化學致癌物，在某些物種中的確具有致癌性，但不一定在所有實驗室動物物種中均具致癌性。相對的，在實驗室動物身上確定為致癌物質的化學物質，在人類中也不一定都具有致癌性。然而，出於監管和風險評估的目的，通常會將動物體內的陽性致癌性測試結果，解釋為潛在的人類致癌性指標。

如果清楚了解致癌物的作用機制後，發現動物中的陽性反應與人無關，那麼便能認為使動物致癌的物質，並不會導致人類致癌。在許多情況下，此種致癌潛力的變化似乎是由於從前致癌物生物轉化為最終致癌物的差異，或物種間目標受體調控的差異所致。

第二個概念是，將實驗動物暴露於高劑量的化學物質中，是發現可能危害人類的化學物質的必要及有效方法。此原理基於定量劑量反應概念，即隨著劑量或暴露增加，族群中某種效應的發生率會

更高。實驗模型系統設計中的實際考量所要求毒理學實驗使用的動物數量，與處於危險中的人口數量相比總是顯得單薄。因此，要從如此稀少的動物群體中獲得統計上有效的結果，就需要使用相對較大的劑量，以使這種反應發生的頻率足以偵測。然而，如果在低劑量下不會出現高劑量所獲得的反應，那使用高劑量來實驗時，便會產生問題。

舉例來說，在餵食極高劑量糖精的大鼠中觀察到的膀胱腫瘤，這是因為高劑量的糖精在膀胱中形成不溶解的沉澱物，隨後導致膀胱上皮的慢性刺激、細胞增生增強，最終導致膀胱腫瘤形成。然而，人類飲食中的糖精添加劑量少得多，因此膀胱腫瘤的現象不會發生在人類身上。

除此之外，體外研究表明，即使我們極大量消耗糖精且達到一定濃度，此種人工甜味劑在血液中會達到一個飽和的平衡，也不會在人類尿液中發生沉澱，對於形成 DNA 鍵結物的誘變化學物質，高劑量的反應在低劑量時也可能不是線性的（參照圖 3.1）。在低劑量且身體缺乏糖精時，吸收會帶來正面反應，並隨著劑量增加，正面反應上升。但當身體達到飽和狀態後，反應變轉變為負向，負面反

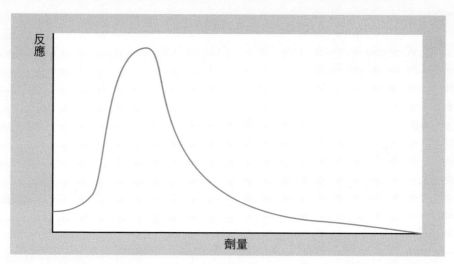

▲圖 3.1 糖精的高低劑量發展：高低劑量顯示成倒 U 型，代表劑量越高，反應先高後低

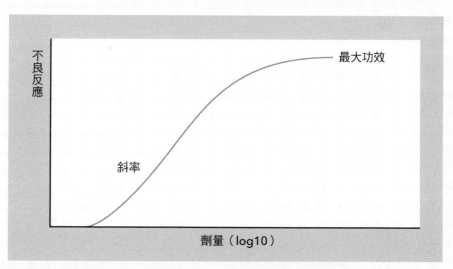

▲圖 3.2 黃麴毒素 B1 的高低劑量發展：而黃麴毒素的高低劑量發展呈線性，代表高
劑量便會帶來高反應，且不存在反應閾值

應上升並造成可能的傷害。然而，對於另一種具有 DNA 反應性的致癌物黃麴毒素 B1，高低劑量與反應都呈現線性關係（參照 3.2）。

　　這樣的例子說明了從高劑量到低劑量以及跨物種外推時，必須考量毒理反應的分子、生化和細胞機制的差異。毒性測試的目標並非證明某種化學物質安全無虞，而是用來識別及描述某種化學物質可能產生的毒性作用。儘管沒有針對每種商業用化學物質進行固定的毒理學測試，但許多危害評估程序通常採用一種分層方法，例如美國食品藥物管理局管理會進到人體的食品和藥品，美國國家環境保護局管理人會接觸到的環境和外在化學品，經濟合作發展組織則規範商業用途等。

　　根據化學物質的最終用途與化學物質結構的類似物質所產生的毒性作用，以及化學物質本身產生的毒性作用，都有助於確定應執行何種毒理學測試。美國食品藥物管理局、美國國家環境保護局和經濟合作發展組織已經制定了優良實驗室操作（Good Laboratory Practice，GLP）標準及其它指南，規定必須如何執行和記錄程序。進行毒性試驗以將化學物質導入市場時，人們通常預期實驗必須遵循上述指南。儘管各國通常對毒性測試／產品安全性評估有不同的

測試要求，但是「協和」此類測試協議的努力，可以讓測試方法更加標準化。國際醫藥法規協和會（The International Conference on Harmonisation，ICH）包括來自歐洲、日本和美國（主要是美國食品藥物管理局）的監管機構，以及來自上述三個地區的製藥產業專家，共同開發國際認可的藥品註冊科學技術方法。

國際醫藥法規協和會已針對大多數毒性測試領域制定指南。除了安全評估（在國際醫藥法規協和會指南中標示為 S）以外，國際醫藥法規協和會還針對品質（Q）、功效（E）、跨領域（M）主題制定了指南。一般通常採用分層方法，而測試取決於初始研究的結果。早期研究要求對化合物或混合物進行仔細的化學評估，須評估其純度、穩定性、溶解度，及其它可能影響受試化合物有效進入動物體內能力之物理化學因素。

一旦獲得上述資訊，就可以將受試化合物的化學結構與已經取得毒理學資訊的類似化學物質進行比較，這便是結構活性關係（Structure–Activity Relationships，SAR）。結構活性關係可能衍生自對現有毒理學文獻的回顧，可為急性和重複劑量實驗的設計，以及需要完成哪些專門測試提供額外指導。一旦收集並評估上述基本資

訊，即可於急性和重複劑量研究中，將受試化合物施用於動物。

　　由於社會越來越要求減少或停止在毒性測試中使用動物實驗，加上必須確保新化學物質不會對人類健康或環境造成不合理的風險，因此主管機關一直鼓勵採用不依賴實驗室動物進行描述性毒性試驗的新方法。例如，歐盟頒布了一項重要的監管措施，即「關於化學品註冊、評估、許可和限制法規」（Registration, Evaluation, Authorisation and Restriction of Chemicals，REACH）。這個限制法規的實施是「透過刺激採樣及分析、毒理學測試、暴露建模、替代毒性測試、風險評估實踐方面的創新，將大大影響應用毒理學和暴露評估」。此外，體外毒性評估方法已開始改變評估產品安全性的方式。

　　大家已認知到，當今許多用於商業用途的現存化學物質與導入市場的全新化學物質幾乎沒有毒理學資訊，這個事實促使人們呼籲採用新的「高通量篩選」方法進行毒性測試。新測試方法將至少對目前市場上成千上萬未經測試的化學物質，以及每年推出的許多新化學物質進行基本的危害特徵分析。美國國家科學院／美國國家科學研究委員會在 2007 年的一份報告中，呼籲對進行毒性測試的方式實行「典範轉移」，意即將毒性測試的標準模式，從傳統的動物實

驗，轉換成高通量測試法（參照表 3.1）。

實驗名稱	實驗方法	特色
動物實驗	早期的實驗方法，利用除了人以外的動物來進行毒理學實驗，不論是大學實驗室、化妝品、藥物公司等等，都有使用實驗動物來測試的案例	1. 不符合人道考量，因此近年來有不少商品主打「不使用動物實驗」 2. 分析的是化合物的終點效果，例如特定器官損傷、誘變、致癌作用、生殖及發展影響
高通量篩選實驗	藉由將市場上成千上萬的化學物質進行篩選以及危害特徵分析，進而找出最適合的化學物質	1. 結合了分子生物學、醫學、藥學、計算科學以及自動化技術，是目前藥物開發的主流做法 2. 時間成本跟人力成本降低 3. 研究的是化合物及分子的途徑，而非終端的影響

▲ 表 3.1 動物實驗與高通量篩選實驗的差異：高通量實驗在現代社會的道德觀中比較被廣泛接受

　　此種毒性測試的新願景關鍵因素，在於使用大量的體外測試來評估化學物質的危害結局路徑（AOP），希望透過基因體學、轉錄體學、蛋白質體學、代謝體學、生物資訊學等新科技，結合自動化的高通量科技，以創立用於毒性測試的分層結構。從時間框架和經濟角度看來，使用基於生化及分子途徑的分析，而非頂端的終點（例如特定器官損傷、誘變、致癌作用、生殖及發展影響）來鑑定其發

展初期可能有問題的化學物質，不但成本較低，還可以減少人力跟實驗時間。

除此之外，世人也意識到篩選測試的驗證極其重要。2000 年，美國驗證替代方法跨部門協調委員會（Interagency Coordinating Committee on the Validation of Alternative Methods，ICCVAM）成立，作為美國替代性毒理學方法跨部門評估中心（Interagency Center for the Evaluation of Alternative Toxicological Methods，NICEATM）之國家毒物計畫（National Toxicology Program，NTP）的一部分。

美國驗證替代方法跨部門協調委員會的任務是開發及驗證替代測試方法，以替代、減少、改善動物的使用。體外篩選測試的驗證可以減少安全性測試所需的動物數量，並在情況合適時完全代替某些傳統實驗方法。但是，已建立的體內研究將繼續在危害評估中發揮重要作用，尤其針對高優先等級之化學物質。儘管各組織（國際醫藥法規協和會、國家毒物計畫、美國國家環境保護局、經濟合作發展組織）的指南有所不同，但通常在概念及實踐上皆有相似之處。

依據暴露時間差異為基準的毒性測試

急性毒性測試

安全性測試從識別毒物攻擊的特定器官（標的器官）並評估某種物質的內在毒性的急性研究開始。一般而言，此類研究是使用囓齒動物（大鼠及小鼠）進行，目標是在單次暴露後 14 天內估算某種化學物質的致死量（如半數致死量，LD_{50}）。測試數據將用於較長期（亞慢性、慢性）研究的設計和劑量選擇。

在急性毒性測試的設計中，必須考慮（且經常必須控制）許多可變因素。在進行急性毒性測試時，通常會有 1 個對照組和 4 ～ 5 個治療組，每組各包含 3 ～ 5 隻動物。兩個物種中的兩種生理性別（公／母）都會頻繁接受上述測試程序。一般而言，給藥途徑與預期或計畫中的人類暴露途徑相同，通常是以口服給藥。建議採用下列方法確定劑量和給藥方式：（1）固定劑量規定為 5 ～ 2000 mg/kg（經濟合作發展組織第 420 號指引）；（2）逐步方法：一次測試一組，

觀察結果確定下一步（經濟合作發展組織第 423 號指引），參照圖 3.2；（3）定比劑量致死推定法：透過電腦模擬與體外測試估算起始劑量，然後使用半對數增長選擇接續劑量（經濟合作發展組織第 425 號指引）。

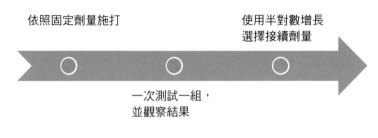

依照固定劑量施打

使用半對數增長
選擇接續劑量

一次測試一組，
並觀察結果

▲圖 3.2 測試流程

測試時僅施用單一劑量的媒介物和測試化學物質，並一次性吸入接觸長達 4 小時。評估事項包括：每天兩次的實驗動物體重檢查、行為改變、發病率及食物消耗情況。14 天後，所有動物均進行完整解剖相驗，包括外觀觀察、器官重量及組織病理學評估。相驗評估的組織範圍廣泛，收集並評估 40 多個器官（參照圖 3.3）。

半數致死量不是生物學常數。許多因素影響毒性，因此在任何特定研究中都可能改變半數致死量的估算值，如動物品系、年齡、

圖 3.3 急性毒物測試流程

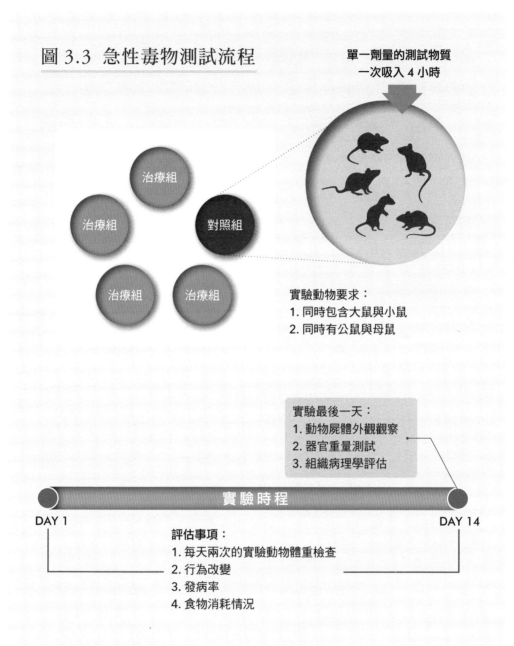

單一劑量的測試物質
一次吸入 4 小時

治療組

治療組

對照組

治療組　治療組

實驗動物要求：
1. 同時包含大鼠與小鼠
2. 同時有公鼠與母鼠

實驗最後一天：
1. 動物屍體外觀觀察
2. 器官重量測試
3. 組織病理學評估

實 驗 時 程

DAY 1　　　　　　　　　　　　　　　　　　　　DAY 14

評估事項：
1. 每天兩次的實驗動物體重檢查
2. 行為改變
3. 發病率
4. 食物消耗情況

體重、飼料類型、籠養、實驗前禁食時間、給藥方法、懸浮媒介的體積與類型、觀察時間長短等因素，均顯示對有毒物質的不良反應。由於半數致死量估算值此一固有變異性，現在研究人員已認識到，對於大多數實驗目的，僅需要在半數致死量的一個數量級範圍內描述半數致死量之特性，如 5 ～ 50 mg/kg、50 ～ 500 mg/kg，以此類推。

　　發展電腦模擬和體外方法以減少急性全身毒性試驗所需動物數量越來越受到矚目。舉例而言，細胞毒性登錄（Registry of Cytotoxicity，RC）這個說詞最初於 1998 年在德國首次出版，透過對培養出來的哺乳動物細胞中測量出來細胞毒性濃度值，及相關文獻中的各種實驗室物種的半數致死量值進行線性迴歸分析，進而發展出來。作者使用此方法，預測（在合理的劑量範圍內）347 種外來物質中的 252 種急性口服半數致死量，以及 150 種外來物質中的 117 種對大鼠及／或小鼠的靜脈內半數致死量。

　　當然，此種體外方法不能完全解決體內配置效應，這種效應可能在急性毒性上導致大幅度的物種間差異，但確實能在不使用實驗動物的情況下迅速評估最近似的急性毒性，並可為體內研究建議起

始劑量範圍。近年來，許多監管機構已開始針對皮膚及眼睛刺激性測試，採用不使用活體實驗動物的替代性體外測試。實際上，比起其它類型的急性毒性測試，如今這種用於急性毒性測試的體外方法已更廣泛獲得接納。美國國家毒物計畫提供了此類替代測試的最新清單，並已被美國監管機構接受。

亞急性與亞慢性毒性測試

進行亞急性毒性測試，是為了獲得重複給藥後化學物質毒性的資訊，並有助於確定亞慢性研究的劑量。典型的計畫是在動物飼料中混合 3 ～ 4 種不同劑量的化學物質。針對大鼠，通常每劑量每性別使用 10 隻大鼠；針對狗，分為公和母，每個性別都使用三種劑量，且分別在 3 ～ 4 隻狗身上。連續暴露 14 天或 28 天後，進行臨床化學和組織病理學檢查。

相對於亞急性毒性測試，亞慢性暴露可以持續不同時間，但是90 天（13 週）最為常見。亞慢性研究的主要目的，在於建立無明顯不良反應劑量，並在重複給藥後，進一步鑑定及描述受測試化合物

影響的特定器官的特性。研究人員也可能取得最低可見不良反應劑量（LOAEL）。無明顯不良反應劑量和最低可見不良反應劑量的取得數量取決於劑量間隔的緊密程度，以及所檢驗動物的數量。確定無明顯不良反應劑量和最低可見不良反應劑量有利於毒物的監管。

例如，美國國家環境保護局利用無明顯不良反應劑量計算參考劑量（reference dose，RfD），並用於建立「可接受的」汙染物水準之法規數值。另一替代無明顯不良反應劑量的做法稱為基準劑量。基準劑量之定義為「對應於特定風險水準的某一劑量的統計下限」，是使用所有實驗數據得出一條或數條「劑量－反應曲線」，並用來估算基準劑量。通常，基準反應之定義為，以表現出特定病理病變的測試對象數量增加 10% 為基準。找出基準劑量（而非無明顯不良反應劑量）的優點包括：對所選擇之實驗劑量的依賴性較小、將劑量影響曲線的趨勢納入考量、解釋數據中變異性和不確定性的能力。

儘管亞慢性研究通常是用來確定無明顯不良反應劑量和基準劑量的實驗數據之主要或唯一來源，但是這些概念可以應用於其它類型的毒性測試計畫，例如慢性毒性或發育毒性的計畫。如果已經完成了慢性研究，則其數據一般會用於估算無明顯不良反應劑量和最

低可見不良反應劑量，較少用到亞慢性研究的數據。亞慢性研究通常藉由預期的暴露途徑（通常為口服）在兩個物種中進行（美國食品藥物管理局通常使用大鼠與狗，美國國家環境保護局則為大鼠或小鼠），並至少使用三劑（產生毒性但致死率不超過 10% 的高劑量、不產生明顯毒性作用的低劑量，以及中等劑量），每一劑量用在每一性別各 10 ～ 20 隻嚙齒動物及各 4 ～ 6 隻狗上。每隻動物均應使用永久性標記（例如耳標、紋身或植入含電子編號的晶片）作為其獨特標識。

　　不論是亞急性還是亞慢性測試，測試時僅能使用健康的動物，每隻動物都應在適當控制的環境下單獨飼養。在啟動亞慢性（和慢性）安全性研究之前，須花費 1 ～ 2 週的時間進行前測，比較對照組和（預期）治療組的動物的各種基線值，例如尿液分析。接著，測試時會將化合物注入美國食品藥物管理局申請用的飲食中。如果申請獲得批准，便可開始臨床試驗，將測試化合物對實驗動物進行慢性暴露，並進行其它專門測試。

慢性毒性測試

　　長期或慢性暴露研究與亞慢性研究相似，不同之處在於暴露時間超過 3 個月。對囓齒動物而言，慢性暴露通常持續 6 個月至 2 年。非囓齒類動物的慢性研究通常為 1 年或更長。實驗動物的暴露時間長短取決於人類的預期暴露時間。例如就藥物而言，國際醫藥法規協和會安全評量第 4 條指引要求對囓齒類動物進行 6 個月研究，對非囓齒類動物進行 9 個月研究。但是，如果該化學物質是食品添加劑，並且有可能終身暴露在人類中，則可能需要進行長達 2 年的慢性研究。在慢性研究中，劑量選擇極為重要，以確保慢性毒性引起的過早死亡率不會限制存活至正常預期壽命的動物數量。

　　大多數法規及指引要求最高給藥劑量為估算之最大耐受劑量（Maximum Tolerable Dose，MTD，通常也稱為「最低毒性劑量」）。最大耐受劑量通常來衍生自亞慢性研究，但需要更長的研究時間（如 6 個月）。

　　長時間的亞慢性和慢性研究，應定期調整飲食中的濃度（在最初的 12 ～ 14 週內，每週調整一次），以根據食物的攝入量和體重

變化率來保持恆定的物質攝入量。動物須每天觀察一或兩次，觀察其毒性跡象，包括體重變化、飲食消耗、皮毛顏色或質地變化、呼吸或心血管疾病、運動及行為異常，以及可摸到的腫塊。所有早夭案例均應記錄下來，並盡快進行驗屍。

對於嚴重垂死狀態的動物，應立即終結其生命，以保護組織並減少不必要的痛苦。在為期 90 天的研究結束時，須終結所有剩餘動物的生命，並收集血液及組織以進行進一步分析，包括記錄和評估器官和組織（約 15 ～ 20 個）的總體狀況與顯微鏡觀察結果，以及主要器官（約 12 個）的重量。血液學和血液化學測量通常在暴露之前、中段與終止時進行。

血液學測量通常包括血紅素濃度、血容比、紅血球計數、白血球總計數及白血球分類計數、血小板計數、凝血時間、凝血酶原時間。常見的臨床化學測定包括葡萄糖、鈣、鉀、尿素氮、血清 ALT ／ AST、麩胺轉酸酵素（GGT）、乳酸脫氫酶、鹼性磷酸酶、肌酸酐、膽紅素、三酸甘油酯、膽固醇、白蛋白、球蛋白、總蛋白。尿液分析通常在測試期間的中段和結束時進行，通常包括確定比重或容積滲透濃度、pH 值、蛋白質、葡萄糖、酮、膽紅素和尿膽素原，

以及對形成的元素進行顯微鏡檢查。

　　如果人類可能藉由皮膚接觸或吸入而大量暴露於該化學物質，則可能還需要進行亞慢性皮膚及／或吸入實驗。亞慢性毒性研究不僅描述重複給藥後測試物質的劑量－反應關係，也提供了數據，有助於更合理地預測慢性暴露研究的適當劑量。對於即將註冊為藥品的化學物質，必須在製藥公司提出申請試驗用新藥前先行完成急性和亞慢性研究（如果化學物質具有異常的毒性作用或治療目的，則可能需要進行額外的特殊測試），尤其若在 90 天的亞慢性研究中出現了延遲反應或廣泛的累積毒性更是如此。

　　最大耐受劑量有多種定義。在 90 天的亞慢性研究中，某些主管機關已將其定義為能輕微抑制體重增加（即 10%）的劑量。但是，主管機關也可以考慮使用體重增加以外的其它參數（如生理和藥物動力學方面的考量以及尿液代謝物剖析）作為最大耐受劑量的適當指標。一般而言會測試一或兩個額外劑量，通常是最大耐受劑量的幾分之一（如最大耐受劑量的一半和四分之一），以及測試對照組。

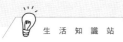

毒性試驗比較

　　毒性試驗一般按試驗時間長短分為：急性毒性試驗、亞急性毒性試驗、亞慢性毒性試驗和慢性毒性試驗，目的都是為了藉由動物實驗測試毒物的毒性影響。通常在新的藥品上市時都會經過此四種實驗，並在過程中詳細記錄毒性跡象，包括體重變化、飲食消耗、皮毛顏色或質地變化、呼吸或心血管疾病、運動及行為異常。接著，在實驗結束後，皆會將所有實驗動物安樂死，並快速進行血液與組織分析。

　　一般而言，此類毒性測試會再細分為暴露方式，包括口服、皮膚接觸、呼吸接觸。這些實驗的目的，都是為了找出化學物質的無明顯不良反應劑量以及最低可見不良反應劑量，並進一步去評估人類食用的安全性依據。

	急性 毒性測試	亞急性 毒性測試	亞慢性 毒性測試	慢性 毒性測試
暴露藥物	於 24 小時內一次或多次暴露 1 種化合物	連續食用參雜 3 ～ 4 種的化合物的動物飼料	長期食用參雜 3 ～ 4 種的化合物的動物飼料	長期暴露 1 種化合物
暴露時間	單次暴露後 14 天內	暴露 14 天或 28 天	暴露數個月，通常為 90 天	暴露 6 個月～ 2 年
用途	確認 NOAEL 與 LOAEL 初步評估人類食用的安全性			

▲表 3.2 各類實驗的差異：毒性實驗的差異多半取決於暴露時間與劑量

依據發育及生殖毒性為基準的毒性測試

化學物質可能會對生殖和發育有影響，因此也需要經過檢測確認。

發育毒理學是研究化學物質在生物體生命週期的任何階段對發育中生物體的不良反應，這種不良反應可能是源於父母其中一方在受孕之前、產前發育期間或產後直至青春期之前接觸化學或物理製劑而引起的。而其中，畸形學是針對從受孕到出生之間的發育過程中引起的缺陷進行的研究。

生殖毒理學則是針對接觸化學或物理物質而對男性或女性生殖系統產生不良反應的研究。

為了達到發育毒理學跟生殖毒理學的檢測，已有幾種類型的動物測試可以檢驗化學物質改變發育和繁殖的潛力。

研究劃定了六個關鍵時期，且每次測試通常跨越一個以上的關鍵時期：從交配前到受孕、受孕到著床、著床到硬顎閉合、硬顎閉合到分娩、出生到斷奶、斷奶到性成熟（參照圖3.4）。通常在已接受2個或3個劑量水準的受試化學物質（每劑量每性別20隻大鼠）

的大鼠中，進行一般的生育力和生殖能力（第 I 段）測試（均不產生母體毒性）。雄性在交配前 60 天給予受試化學物質，雌性則在交配前 14 天給予化學物質，並在整個妊娠和哺乳期都給予母體化學物質。

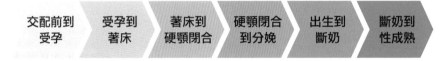

▲圖 3.4 毒性測試的六個關鍵期：每一個關鍵期都需觀察受試老鼠的生存狀況

典型的觀察結果包括懷孕母體的百分比，死產及存活子代的數量，與存活子代出生後前三週的體重、生長、生存情形，再加上一般狀況，這個過程又稱為第 II 階段研究。研究人員還可以在實驗動物中確定化學物質破壞正常胚胎及／或胎兒發育（致畸胎性）的潛力。根據實驗指引，第 II 階段必須使用兩種物種，包括一種非囓齒類物種（通常是兔子）。當在妊娠的頭三個月（器官發生期）給藥時，最容易檢測到致畸胎性。

因此，實驗通常會在器官發生期將動物（通常每組 12 隻兔子和 24 隻大鼠或小鼠）暴露於三個劑量中的其中一劑（囓齒動物為懷孕

的第 7 至第 17 天，兔子為第 7 至第 19 天），並在預計分娩時間的前一天剖腹產移除胚胎（兔子為第 29 天、大鼠為第 20 天、小鼠為第 18 天），切除子宮並秤重，然後檢查存活、死亡及再吸收的胚胎數量。接著將活胎秤重，每一窩動物中的一半檢查骨骼異常，另一半檢查軟組織異常。接著，第 III 階段會檢視化學物質的圍產期及產後毒性。從妊娠的第 15 天開始，在整個分娩和哺乳期對大鼠注入測試化合物，並確定化合物在生命頭三週內對出生體重、存活率及後代成長的影響（參照表 3.3）。

現在通常會用多代研究來代替第 III 段的研究，以確定化學物質對生殖系統的影響。所謂多代研究便是將實驗拉長，研究多個世代的動物。在幼胎斷奶後不久（出生後 30 至 40 天），對 25 隻雌性和 25 隻雄性大鼠的試驗組至少注射三個劑量，而這些大鼠便是 F0 代。F0 代會在整個繁殖（出生後約 140 天）、妊娠和泌乳期間持續給藥。這代表其後代（F1 代）在子宮內、泌乳以及之後的飼料中，皆暴露於化學物質中。當 F1 代已長至大約 140 天大時，便繁殖出約 25 頭雌性和 25 頭雄性（F2 代），並繼續施打化學物質。因此，F2 世代也會在子宮和透過泌乳暴露於化學物質中。過程中須記錄 F0 和 F1 懷

表 3.3 發育及生殖毒性的實驗流程

第 I 階段	• 一般的生育力和生殖能力測試 • 在已接受 2 個或 3 個劑量水準的大鼠中進行 • 每劑量每性別 20 隻大鼠,但雄性在交配前 60 天給藥,雌性則在交配前 14 天以及整個妊娠和哺乳期都給藥
第 II 階段	• 毒物影響懷孕與致畸胎性測試,確認骨骼異常與軟組織異常 • 同時使用兩種動物,通常是大鼠與兔子 • 在懷孕前期的器官發生期給藥,並在預計分娩時間的前一天剖腹產移除胚胎
第 III 階段	• 化學物質的圍產期及產後毒性測試 • 從妊娠的第 15 天到孕後哺乳期給藥,測試化合物對出生體重、存活率及後代成長的影響

孕母體的百分比、足月妊娠數量、子代數量、死產數量與活產數量。

在進行多代研究時，必須在出生時以及出生後第 4、7、14 和 21 日時記錄生存數及幼崽體重，並計算生育力指數（交配導致懷孕之百分比）、妊娠指數（懷孕後活產之百分比）、生存指數（存活 4 天或更久的動物之百分比）和泌乳指數（在 21 天的哺乳期後存活 4 天的動物之百分比）。部分初代（F0 和 F1）則會進行完整驗屍和組織病理學檢查，尤其注意其生殖器官，並對所有離乳幼崽完整驗屍（參照圖 3.4）。在此注意，此研究幾乎無法提供有關發育神經毒性和免疫毒性的數據，須進行更為專門的行為及功能測試。

上述生殖和發育毒性測試與藥物最相關。測試非治療性化學物質的其它指引與國際醫藥法規協和會安全評估第 5 條（R2）有些相似之處與不同之處。大多數情況下，針對工業化學物質的開發性測試並未進行分段，可將其歸類為重複劑量毒性研究。除了標準的發育毒性測試外，研究人員亦利用替代模式來篩選及針對用於動物研究的化學物質排序。

圖 3.4 多代實驗流程

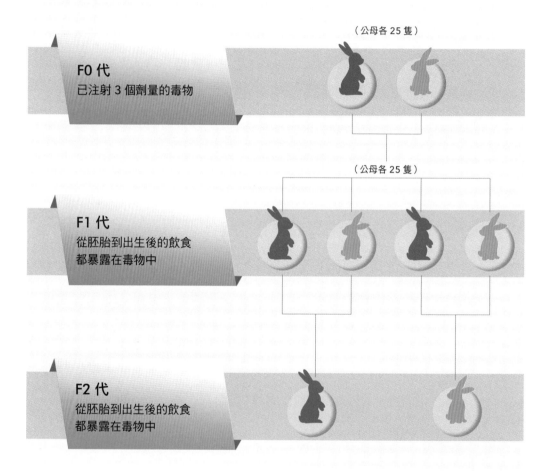

（公母各 25 隻）

F0 代
已注射 3 個劑量的毒物

（公母各 25 隻）

F1 代
從胚胎到出生後的飲食
都暴露在毒物中

F2 代
從胚胎到出生後的飲食
都暴露在毒物中

依據誘突變性為基準的毒性測試

突變誘發是化學物質改變細胞分裂過程中傳遞的 DNA 的能力。

突變可在生殖細胞或體細胞中發生（參照表 3.4）。生殖細胞突變會破壞精子與卵子中進行減數分裂的 DNA，因此有可能將突變傳播給後代。如果受精時卵子或精子中存在突變，即可能無法進行隨後的遺傳物質組合。或者，此突變可能不會影響早期胚胎發生，但會導致胚胎在之後的發育期間死亡。先天異常也可能由突變引起。體細胞突變則是指所有其它細胞類型中的非遺傳突變。體細胞突變可導致細胞死亡，或藉由有絲分裂傳遞遺傳缺陷。因此誘突變性測試常用於篩選潛在的致癌物。

生殖細胞突變	1. 若在受精時突變，便會影響胚胎形成或發育 2. 可能會影響胚胎的先天異常 3. 因為發生在生殖細胞，因此會將突變遺傳給後代
體細胞突變	1. 生殖細胞以外的非遺傳突變 2. 可能會導致細胞突然死亡 3. 普遍情況是不會遺傳給後代，但可藉由有絲分裂傳遞遺傳缺陷

▲表 3.4　生殖細胞突變與體細胞突變的差異

目前已研發出許多體內和體外程序，以測試化學物質引起突變的能力，例如使用光學顯微鏡便可以看到一些遺傳改變。因此，可將動物暴露於測試化學物質後，使用骨髓抹片進行細胞遺傳學分析。由於某些突變與正常發育不兼容，因此也可以藉由顯性致死試驗評估化學物質的誘變潛力（通常使用囓齒動物來測試）。常見的流程，是先將雄性暴露於單一劑量的測試化合物中，然後輪流與兩名未經治療的雌性交配8週，當雌性懷孕後，便在足月前殺死，並確定活胚胎的數量和黃體的數量。

布魯斯・艾姆斯（Bruce Ames）所開發的沙門氏菌／微粒體測試是最廣受關注的誘變劑測試。該測試使用鼠傷寒沙氏桿菌的幾種突變菌株，這些菌株缺少合成組胺酸所需的 ATP 合成酶。除非發生野生型逆轉或反向突變，否則這些菌株不能在缺乏組胺酸的培養基中生長。接著，這些細菌會導入其它突變，以提高菌株對突變誘發的敏感性。兩個最顯著的附加突變會增強物質向細菌滲透，並降低細菌修復 DNA 損傷的能力。

許多化學物質除非被代謝成有毒的中間產物，否則不會突變或致癌，因此可將含有生物轉化酶的大鼠肝微粒體添加至包含突變

菌株和測試化學物質的培養基中，然後計算在組胺酸缺陷的培養基中，有多少細菌菌落生長，並確定反向突變之數量，藉此得知特定化合物的致誘變性。除了艾姆斯測試之外，安全性測試中還經常使用許多其它誘變測定，包括用於染色體損傷（例如中期染色體畸變）的體外哺乳動物細胞遺傳學測試，以及小鼠淋巴瘤胸苷激酶（Thymidine kinase，Tk）基因突變測定；對囓齒動物造血細胞中微核進行的體外測定，通常搭配同樣的體內測定；也可以評估 DNA 鏈斷裂或共價結合。

可操縱小鼠基因組的技術出現後，隨之發展出基因轉殖動物（亦即基因改造動物），可於動物體內評估化學誘變性。例如，可在市面上購得的小鼠品系 MutaMouse 和 Big Blue 皆包含大腸桿菌的乳糖操縱子（Lac Operon），已將 λ 噬菌體插入基因組 DNA 中，以產生可回收的穿梭載體。這些基因轉殖動物體內穩定、同型接合的菌株暴露於潛在的誘變化學物質，而且繁殖力強，可以讓毒性實驗更穩定。使用基因轉殖囓齒動物來進行突變測試亦可激發相關的新陳代謝和 DNA 程序。

在重複給藥 28 天後，於數個器官中分離出基因組 DNA，並評

估點突變（Point Mutation）。整體而言，這些數據幫助我們全面了解測試化合物的誘變性。最近，國際醫藥法規協和會呼籲必須考量在小分子藥物產品中發現的雜質的遺傳毒性潛力，因此跨領域第7條（R1）指引整合了結構活動關係以及基於毒理關切閾值的雜質攝入量（此攝入量是根據理論上每日暴露的壽命所得出），讓毒性測試更加完善。

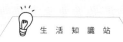

現今較為知名的突變案例

　　突變聽起來讓人覺得遙遠，很像科幻電影裡的情節，然而，大部分的突變案例我們或多或少都聽說過。除了自然發生的突變外，大部分的突變都是受到誘導，例如照到過多的紫外線、輻射線或X光。除此之外，突變還有可能會誘發癌症，例如腦瘤跟前列腺癌，有超過九成的致癌原因都是細胞突變。

　　所謂的遺傳性疾病，是指後代遺傳到親代異常的基因，而這便可能是突變所導致的遺傳性疾病。例如白化症、血友病、唐氏症、蠶豆症等等，都是現在常見的遺傳性疾病（參見表 3.5）。

白化症	1. 患者必須從親代雙方都獲得隱性的異常基因才會表現出來 2. 症狀為缺乏黑色素、皮膚白化與眼睛畏懼強光
血友病	1. 為 X 染色體隱性遺傳，但通常女性不容易發病，而是男性後代容易發病 2. 症狀為缺乏凝血因子，所以在受傷後不太能將血液凝結導致流血過多 3. 雖然男性得病的機率較高，但如果有女性患者，存活率通常也低很多
唐氏症	1. 唐氏症為胚胎第 21 條染色體異常分裂成 3 條導致 2. 症狀為體型較小、智力發展遲緩
蠶豆症	1. 為 X 染色體隱性遺傳，因此若男性後代遺傳到該 X 染色體，便會發病 2. 接觸蠶豆、樟腦時，可能誘發急性紅血球溶解

▲表 3.5 各類常見突變的特點

依據致癌性為基準的毒性測試

致癌性研究既耗時又昂貴，通常僅在有理由懷疑某種化學物質可能致癌，或可能廣泛地、長期暴露於人類（如廣泛使用的食品添加劑、飲用水中的汙染物、或可能長期重複施用的藥品），才會進行。

在幾種誘突變性測試中呈陽性的化學物質可能具有致癌性，因此經常是致腫瘤性生物測定評估的候選物。在美國，國家毒物計畫經常評估非藥物化學物質的致癌潛力；美國食品藥物管理局可能會要求藥物製造商進行致癌性研究，作為臨床前評估的一部分，這取決於藥物的預期用途，以及誘突變性測定的結果與其它毒理學數據。

評估化學物質致癌（致腫瘤）潛力的研究通常以大鼠與小鼠進行，且研究時間會超過該物種的平均壽命（小鼠為 18 個月～2 年，大鼠為 2～2.5 年）。為確保每個劑量能有 30 隻大鼠在為期 2 年的研究中存活，通常研究開始時，每組每性別會有 60 隻大鼠。不僅針對在慢性暴露後存活的動物，過早死亡的動物也會進行肉眼及顯微

鏡下的病理學檢查。在致癌性研究中使用最大耐受劑量一直極具爭議。最大耐受劑量是指使實驗動物體重減輕最多 10% 且不引起死亡或性命縮短的劑量，然而慢性生物測定的統計和實驗設計有侷限，在體重改變 10% 以內，未必可以看出真正的改變，甚至會受藥物的毒性影響，像是化療藥物就是其一。這樣的情況，使得測試化學物質是否致癌潛力時，可能有必要使用最大耐受劑量或甚至更高。

針對非誘變性藥物，國際醫藥法規協和會的 S1C 安全評估指引，提供以下有關致癌性研究劑量選擇的指引：

為非遺傳毒性藥物進行囓齒動物生物測定所選擇的劑量，應暴露於該化學物質下，

（1）可使人類在治療時暴露的狀況下，具有足夠的安全範圍；

（2）承受治療期間不會出現明顯的慢性生理功能障礙，且生存率頗高；

（3）以一組動物和人類全面性的數據作為指引，該數據廣泛關注化學物質的特質和動物的適應性；

（4）腫瘤的「背景」發生率數據驚人地高。顯示的數據代表 2

年期研究結束時，對照組（未暴露組）中發展為特定腫瘤類型的動物所佔的百分比。這些研究使用的大鼠數量，兩個性別各超過 1,300 隻。數據代表在超過 1,400 隻雄性和 1,400 隻雌性 B6C3F1 小鼠中所觀察到的結果。

從這些簡要數據可以推斷出幾個關鍵點：

（1）良性和惡性腫瘤在動物中並不罕見，即使沒有暴露於任何已知的致癌物也是如此。

（2）在小鼠及大鼠的兩個性別中，皆有許多不同類型的腫瘤「自發地」發展，但發生率不同。在一種物種中常見的背景腫瘤，可能在另一種物種中不常見，例如：睪丸間質細胞腺瘤在雄性大鼠中很常見，但在雄性小鼠中很罕見；肝腺瘤／癌在雄性小鼠中的發生率，約為雄性大鼠的 10 倍。

（3）即使在相同的物種和品系中，有時也會觀察到背景腫瘤發生率存在很大的性別差異，如雄性 F344 大鼠的腎上腺嗜鉻細胞瘤的盛行率，約為雌性 F344 大鼠的 7 倍；至於肺及肝腫瘤的盛行率，雄性 B6C3F1 小鼠為雌性 B6C3F1 小鼠之 2 倍。

確定用於慢性動物毒性測試的最大劑量的另一種方法，必須依賴可取得的基本人類藥物動力學數據（如已完成第 I 期臨床試驗的新藥物）。在取得藥物動力學劑量數據之後，才會進行第二階段的臨床試驗，其後的每日劑量可從實驗動物數據所提供的曲線下面積（Area Under the Curve，AUC）獲得，曲線下面積範圍內涵蓋的劑量，從最低不影響生理反應的劑量，到最高相當於單次人類每日可接受劑量的 25 倍之多，而非只是計算到人類的最大耐受劑量就不再增加。

大多數法規指引都要求，良性和惡性腫瘤皆須通報。治療組中的腫瘤發生率（無論是所有腫瘤或特定腫瘤類型）的統計增加若高於控制組的腫瘤發生率，則該化學物質即視為具有致癌性。因此，慢性生物測定中，對於測試物質的致癌潛力是陽性或陰性，必須仔細考慮背景腫瘤的發生率。設計得當的慢性致癌性研究必須使用對照組，且必須匹配年齡、飲食、居住條件等變項。對於某些腫瘤類型，則需匹配感覺、運動、自主功能或認知功能。

發育中的神經系統對化學暴露尤其敏感。因此，針對成年及圍產期／幼年期動物進行測試，對於評估神經毒理學的潛在風險極為

重要。功能觀測集合（Functional Observational Battery，FOB）以小鼠行為功能的早期基本篩檢發展而成。美國國家環境保護局利用剛成年大鼠的功能觀測集合，來評估許多終點的變化，包括自主功能（流淚、流涎、豎毛、突眼、排尿、排便及瞳孔大小）、異常運動、對刺激的反應、活動水準、步態、前肢／後肢力量、張腿等。除了功能觀測集合，也評估了活動能力和神經病理學。

根據標準化實驗流程，與媒介對照組相比，研究動物為至少施打三種劑量水準的大鼠，且公母各至少 10 隻。由於使用未成熟的動物來測試某些化學物質的神經毒性逐漸出現爭議，因此發展了許多其它評估發育神經毒理學的方法和程序。

標準化計畫目的是評估發育神經毒性，通常使用在圍產期時暴露於測試化學物質，且之後進入懷孕及哺乳期大鼠的後代。這些計畫包括神經行為功能的測試，例如聽覺驚嚇、學習和記憶功能、活動能力的變化，以及跨越數個神經病理學檢查和形態分析。

然而，即使採用一般計畫，飲食、環境、動物的品系和來源，以及其它變項相對恆定的情況下，背景腫瘤發生率也可能有很大差異，如同國家毒物計畫的生物測定程序中，某些腫瘤類型的標準差

相對較大。例如，30 組未暴露（對照組）雄性 B6C3F1 小鼠的的肝腺瘤／癌發生率範圍，從最低的 10% 到最高的 68% 皆有；腦下垂體腺瘤／癌在未暴露的雄性和雌性 F344 大鼠中的範圍，分別為 12 ～ 60% 以及 30 ～ 76%，在未暴露的雌性 B6C3F1 小鼠中範圍則為 0 ～ 36%。

總體而言，上述數據證明了將同時存在的對照動物納入致癌性研究的非常重要。通常，將同時存在的控制結果，與多年研究中累積的「歷史」控制進行比較，可能會發現潛在虛假的「假陽性」。然而，在高度受控的環境中養育、健康且高度近親交配的動物群體中，背景腫瘤發生率相對較高，突顯了解釋實驗的陽性和陰性結果對人類之重要性的兩難境地：因為人類在飲食、營養狀況和整體健康方面可變性極高，且生活在充滿天然和人造潛在致癌物質的環境中。

依據免疫毒性為基準的毒性測試

在正常情況下，免疫系統負責為宿主抵抗病原體感染及某些癌症。但是，暴露於外來物質會改變免疫系統的發育及／或功能，並導致免疫刺激（致敏化或自體免疫）或免疫抑制。對於免疫系統功能異常的生物過程，我們的理解仍然不完整。但是，分子生物學（包括使用基因轉殖／基因剔除小鼠）、分析方法（包括 RNA 定序、細胞分選、多參數流式細胞術）、動物模型（包括免疫功能不全小鼠內的接受性轉移，以及宿主面對病毒、細菌或腫瘤細胞挑戰的抵抗力）等方法的進展，大幅提高了人類的知識水準。

由於不同的內在免疫機制，過敏性的發展在不同化學物質之間可能會有所不同。重要的是，傳統的劑量與反應關係可能不一定存在。例如，單一或偶然接觸鈹（一種使用於許多製造和工業生產的元素），已證實與某些個體中的慢性鈹疾病有關。慢性鈹疾病是第 4 型細胞中介的過敏性反應，導致肺部形成肉芽腫，其成分包含上皮樣細胞、巨噬細胞及 T 細胞。這種疾病時常在 HLA-DPB1 基因具有非同義多型性的個體中觀察到，因為對鈹的過敏性足以改變抗原辨識。

相較之下，自體免疫則為免疫系統攻擊正常組織，且可在第 II 型與第 III 型過敏性反應中觀察到。自體免疫涉及多種化學物質，包括治療藥物（Methyldopa、Isoniazid）、金屬（汞）、農藥（六氯苯）和工業材料（氯乙烯）。舉例來說，麻醉性鹵乙烷是一種已獲充分研究的化學物質，會引起自體免疫。鹵乙烷的三氟乙醯氟（Trifluoroacetyl Halide）代謝產物會與肝臟中的蛋白質結合形成新抗原，而這種新生抗原會被免疫系統識為攻擊目標，進而誘發肝炎。

免疫抑制是免疫系統毒性的另一種形式，可導致對病原體感染無反應、感染期延長、表現出潛伏感染或癌症。在醫學上，治療性免疫抑制劑的設計目的，是為了預防器官移植排斥或抑制發炎。但是，許多環境和工業化學品都與免疫抑制相關，包括有機氯農藥、鉛和鹵素化芳香族碳氫化合物（包括戴奧辛化合物），若在關鍵階段接觸到這些化學品，便可能對發育造成特殊風險。

隨著免疫調節生物藥物的發展，在測試時採取適當的安全措施便有其必要性，以防止大規模細胞激素失調。這些研究從天竺鼠最大化試驗開始，包括佐藥和非佐藥 Buehler 氏試驗。實驗將天竺鼠（有時是小鼠）局部或皮內暴露於測試化學物質中，持續 3 ～ 4 週，

並評估其對皮膚的刺激和紅斑的產生。最近的致敏化測試包括在小鼠中使用局部淋巴結測定法及多種經過驗證的體外方法，例如重建人類表皮測試模型、人類角質細胞中的 ARE-Nrf2 螢光素酶測試，以及人類細胞株活化測試（human Cell Line Activation Test，h-CLAT）。

　　目前評估新型化學和治療產品對免疫系統潛在毒性作用的做法，涉及免疫毒性篩選的分級。國際醫藥法規協和會安全評估第 8 條指引適用於人類藥品的非臨床（動物）測試，是美國、歐盟及日本公認的標準。在標準毒性測試中能觀察到新藥意外改變免疫系統功能的初步數據。而在標準毒理學研究中，評估血液學變化，包括對白血球及免疫球蛋白變化的差異影響、感染或腫瘤增加，以及淋巴器官重量或組織學改變，可為免疫系統的潛在影響提供有力證據。

　　免疫系統功能異常表示需要進行更詳細的評估，包括評估功能效應（如依 T 細胞抗體反應或自然殺手細胞活性）、流式細胞儀免疫分型，或宿主抵抗力研究。國家毒物計畫使用分層系統篩選免疫毒理學終點，包括免疫系統的組織病理學和臨床病理學（全血細胞計數與血液學）以及測量先天免疫性（巨噬細胞功能與自然殺手細

胞測定）、細胞中介的免疫性（毒殺型 T 淋巴細胞活性）與體液中介的免疫性（抗原攻擊後製造抗體的狀況）。

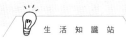

常見的自體免疫疾病：失智症

免疫系統原本是保護人體不受外來物質攻擊的重要組織，然而，當人體接觸到特定化學物質時，有可能會誘發免疫系統失調，導致攻擊自體健康的細胞、組織，造成身體傷害。

免疫系統失調主要分成三大類：免疫系統能力下降；單一免疫系統能力太強；自體免疫疾病。其中的單一免疫系統太強，便是指今日非常盛行的過敏症狀，包括氣喘、季節更換便流鼻水、蕁麻疹，或是不少幼兒會有的異位性皮膚炎。

自體免疫疾病可說是較為嚴重的類別，意即免疫系統過度活躍誤傷友軍導致的疾病，例如紅斑性狼瘡、類風濕性關節炎、失智症、僵直性脊椎炎等等，其中失智症是最為常見的疾病。

一般來說，我們都會認為失智症（例如最常見的阿茲海默症）

與免疫系統無關,而是人類退化、老化導致的疾病。然而近年來的研究顯示,阿茲海默症的原因是腦內 β 類澱粉蛋白異常增生並包圍神經細胞,攻擊神經元,導致神經元膜電位改變。其中,β 類澱粉蛋白屬於大腦免疫系統產生的正常蛋白質,因此目前有學者判定失智症屬於自體免疫疾病,並試著從免疫型藥物切入,希望能解開阿茲海默症的謎底。

其它毒性測試

神經毒性評估

　　神經毒性之定義為，神經系統接觸化學或物理試劑後，其化學、結構或功能的不良變化，主要特徵是會干擾神經系統，嚴重時可能會致命。神經毒性作用可能發生在中樞或末梢神經系統中，並破壞年齡範圍（斷奶前、青春期、年輕成人）。

　　最知名也最早的神經毒性藥物，便是有機磷農藥，誤觸或誤食的人，會出現呼吸困難和暈厥的症狀，這種原本用於農田的毒物，在二次大戰期間被廣泛使用成為殺人的工具。

　　神經毒素之所以可以干擾神經系統，是因為神經系統的傳遞仰賴特定傳遞物，而神經毒素會中斷或干擾傳遞物的運作，進而導致神經功能混亂。因此除了基本的毒性測試外，神經毒性評估也有其意義。

　　2012 年，經濟合作發展組織批准了「延伸性一世代生殖毒性試驗」。其主要優點在於不需要進行兩代研究的標準，從而大幅減少

實驗動物的數量和測試成本。該文件指出：「是否評估第二代並省略發育性神經毒性研究同齡群及／或發育性免疫毒性研究同齡群的決定，應反映關於所評估之化學物質之現存知識，以及各主管機關的需求。」

評估眼睛及皮膚的刺激及腐蝕毒性

刺激性化學物質會對眼睛或皮膚造成可逆的傷害，且腐蝕性損害不可逆。與致敏化篩檢類似，研究人員可使用數種經過驗證的全新方法，測試化學物質引起刺激及／或腐蝕的能力。

美國國家環境保護局計畫利用白化兔子來測試眼睛和皮膚的刺激及腐蝕性。在將化學物質施用於兔子眼睛後的 3 ～ 21 天之間，評估對眼睛的傷害，並與另一隻相同但未經治療的動物之眼睛進行比較。典型眼睛的終點包括評估角膜（不透明度）、虹膜（充血和對光的反應）和結膜（發紅和結膜水腫）。經濟合作發展組織也建議進行類似的測試，例如針對會導致全身器官衰竭的抗 CD28 單株抗體。

皮膚致敏化與毒性測試

皮膚致敏，又稱為過敏性接觸性皮膚炎，是皮膚對化學物質的免疫中介反應。人類皮膚過敏的症狀包括紅斑、水腫、小水泡到水泡，而在囓齒動物只會觀察到紅斑和水腫。近年來，大家亟欲減少測試某種化學物質引起皮膚過敏所需的動物數量。

美國國家環境保護局和經濟合作發展組織指引描述了用於評估皮膚致敏化的計畫，其中用於評估眼外傷的體外方法已經過驗證，包括：使用兔子角膜上皮細胞（SIRC）和重建的類似人類角膜的上皮細胞，來進行細胞活力／細胞毒性測定；利用在 Transwell 培養盤中生長的狗腎上皮細胞（MDCK 細胞），來評估其螢光素跨單層細胞滲漏狀況。

皮膚毒性測試則是將含有測試化學物質的貼劑貼至剃毛完成的一塊皮膚上，靜待一段較長的時間（數分鐘至數小時），再將測試皮膚與其相鄰區域作為對照觀察，在 14 天內評估皮膚的紅斑／焦痂與水腫，及上述現象的可逆性。美國國家環境保護局也已開始制定其它測試方法（包括牛角膜混濁和通透性測定、EpiOcular 測定、細

胞傳感器微生理紀錄儀測定），以評估殺蟲劑刺激眼睛的風險。經濟合作發展組織針對皮膚刺激和腐蝕的指引，還包括針對白化兔子皮膚上的紅斑和水腫的類似計畫，以及包含利用表皮和功能性角質層的 3D 人體皮膚模型來測試。

吸入性毒性試驗

　　動物的吸入毒性試驗通常在空氣流動的室內進行，以避免顆粒沉降和呼氣併發症。此類研究通常需要特殊的分散和分析方法，取決於要測試的化學物質是氣體、蒸氣或氣溶膠。

　　吸入毒性試驗的暴露時間可以是急性、亞慢性或慢性，但急性研究在呼吸毒理學中更為普遍。其它特殊類型的動物毒性測試包括毒物動力學（吸收、分布、代謝及排泄），開發適當的解毒劑及中毒治療方案，以及建立分析技術以偵測組織和其它生物材料中的化學殘留物。

4

人體如何面對
毒物的入侵？

影響毒物在各器官之間流動的各種因素，主要分為吸收、分布、代謝和排泄，以說明毒物致病的機轉及其可能被代謝、被排泄的過程，簡單來說，就是「去毒」的概念，然而過程非常複雜，因為這些過程不會只是單純的一對一，很有可能也會一對多且同時發生。

此外，任何化合物的機轉動向，皆可能是導致該化合物成為潛在毒物的基本因素，具體來說，物質的毒性通常在大多數情況下直接取決於被攝入的劑量，因此，劑量的多寡決定了有毒物質在作用部位的動向與影響，從而使得吸收、分布、代謝、排泄的協同動作，也決定了發生中毒事件的風險高低。

毒物進到細胞的方式

皮膚、肺部與消化道扮演了阻隔外界物質進入人體的主要障壁，因此毒物必須要穿越一個或好幾個障壁，才能進到人體發揮有害作用，但腐蝕性的化學物質（酸、鹼、鹽、氧化劑）則例外，它們可以直接在接觸點起作用，造成中毒反應。

透過任何主要障壁進入血液內的有毒物質都有可能會分布全身，甚至造成特定部位損傷，而這種部位我們稱為標的器官或標的組織。一種化學物質可能會有多個標的器官，不同的化學物質也可能會有相同的標的器官。例如，微囊藻毒素（Microcystin）是一種有害的藍藻毒素，它能以人類載體蛋白為媒介，選擇性聚集在肝臟中，從而促進肝細胞的吸收，同時抑制肝臟細胞內的蛋白磷酸酶 PP1 和 PP2A 而引發肝臟中毒。

然而，這種很明確又有標的性的毒素，不一定會遵照著毒性劑量的高低而改變，如果毒素未抵達這些標的組織（肝臟以外的器官），即便毒素的濃度很高，仍未必會引發中毒。例如，雙對氯苯基三氯乙烷（Dichlorodiphenyltrichloroethane，DDT）是一種氯化烴

類殺蟲劑，它的標的組織是內分泌腺體，但是當它跑到脂肪後就很容易貯存在脂肪，即使累積濃度很高，對脂肪仍沒有明顯的毒性。

營養物質吸收量少或吸收率低，都可能會導致營養不良，毒物也是一樣的道理，吸收率低很容易導致毒物吸收不良，或是達不到中毒劑量，因此有毒物質在一些潛在的侵蝕部位可能永遠無法達到致毒的濃度。

像是前述的微囊藻毒素的例子，當致毒性累積濃度低，或是肝細胞的接收器數量不足（如有機陰離子運輸多肽 1b2〔Organic anion transporting polypeptide 1b2，Oatp1b2〕這種關鍵載體數量少），便會導致去對接微囊藻毒素的數量低，引發肝毒性的強度就會減弱。同樣的，毒性小的另外一個可能性便是，即便毒物已被充分吸收，若人體本身可以針對此有毒物質迅速進行生物轉化，也是可以快速排除毒性並阻止其累積到致病濃度，進而避免中毒。

外來物質動向的過程會相互關聯與影響，我們將介紹吸收、分布、代謝、排泄的流程與種類，並強調此過程的功能特性及分子機轉（參照圖 4.2）。在此之前，由於毒物接觸人體的所有過程中，首先都會通過細胞膜，因此我們首先要討論這個最重要且最無所不在

的天然障壁，以及讓毒物進到體內細胞的幾種運輸方式。（參照圖
4.1、表 4.1）

被動運輸

很多毒物都會直接穿過細胞膜，如穿過皮膚的上皮層、肺部呼
吸道或胃腸道（Gastrointestinal，GI）的薄細胞層、微血管內皮層
等，到達標的器官的細胞內部，這便稱為「簡單擴散」，是被動運
輸的一種。根據菲克定律（Fick's law），化學物質可以從較高濃度的
區域移動至較低濃度的區域，且無須消耗任何能量，許多毒物便是
透過簡單擴散的方式穿越細胞膜。

然而，什麼樣的物質可以直接穿過細胞膜，端看這個物質的特
性，以及化合物與細胞膜性質相似的程度。通常只要是分子量小、
疏水性、低極性的毒物，便可以透過不消耗能量的方式直接滲透細
胞膜之中。

細胞膜的基本單位為脂雙層，主要由磷脂、醣脂、膽固醇組
成，而它們構成的主要單位磷脂層，則是由親水的極性頭部與疏水

的脂質尾部組成。細胞膜的流體特性主要由不飽和脂肪酸的結構及多寡所決定。細胞膜中所含的不飽和脂肪酸越多，便越像液體，從而促進更快速的主動或被動運輸。

疏水性交互作用是形成細胞膜脂雙層構造的主要驅力，所謂的疏水性交互作用，便是指疏水性分子因無法與水結合，而逐漸形成的聚集效應。由此可知，要直接穿過細胞膜，物質的本質上要是疏水性的，因為細胞膜的外層構造便是疏水性的脂雙層，而親水性的物質得透過細胞膜表面的「通道」才可以穿過細胞膜。

除了毒物的性質以外，分子的大小也是關鍵，我們以酒精（乙醇）為例，酒精的分子量小，可以從胃腸道迅速吸收至血液中，並透過簡單擴散，迅速分布至全身。

由以上可知，毒物穿越細胞膜的方式與速率，一般是與其本身的脂溶性有關。我們可以藉由計算辛醇／水分布係數 P，來得知毒物的脂溶性。P 的定義是平衡條件下有機相和水相中化合物濃度的比例，通常是以對數形式表記為 log P。log P 若為正值，代表該分子為高脂溶性；若為負值，就代表該分子為低脂溶性。

舉例來說，胺基酸就是高度水溶性，log P 值為負，而環境汙染

物 DDT 和戴奧辛的脂溶性就很高，log P 值為正，表示非常容易滲透通過細胞膜。

　　除了簡單擴散，另一種被動運輸稱為促進性擴散，雖然跟簡單擴散相同，並未消耗到能量，但促進性擴散需仰賴「轉運載體蛋白」，例如脂溶性較低的大分子便需要仰賴促進性擴散。

pH 值差異的影響

　　一般而言，不同器官間的 pH 值不同，進而影響了有毒物質的形態以及進入人體的比例。舉例來說，在低 pH 值下，弱有機酸物質，例如防腐劑苯甲酸，大部分為非游離態。在 pH 值為 4 時，正好有 50% 的苯甲酸為游離態，50% 為非游離態，形成平衡狀態。然而，隨著 pH 值增加，會有越來越多的質子被羥基中和，苯甲酸持續解離，直到幾乎全數為游離態。由於只有非游離態物質才可以通過細胞膜，在這個例子中，苯甲酸在酸性環境下更容易穿過細胞膜。

主動運輸

　　許多化合物是無法使用簡單擴散、pH 值調控來穿過細胞膜，像是化合物太大而無法通過水溶性孔洞，或者太難溶於脂質而無法滲透通過細胞膜。因此，這類化合物會裝載在與細胞膜相關的「載體蛋白」上，利用載體蛋白調控化合物主動轉移和促進化合物轉移的功能，來幫助後續的傳輸作用。

　　載體蛋白透過主動運輸的方式，來影響外來有毒物質的吸收或排出。主動運輸需要消耗能量，並可逆向傳輸物質，從低濃度的地方傳輸到高濃度的地方，強迫細胞去吸收某些已達到飽和狀態的物質。腦部吸收葡萄糖便是這個道理：葡萄糖運輸是由胃腸道穿過腸上皮的底側膜，從血漿進入紅血球，再從血液進入中樞神經系統，整個運輸過程是藉由葡萄糖載體蛋白逆向濃度梯度，反向擴散傳輸進入腦部。

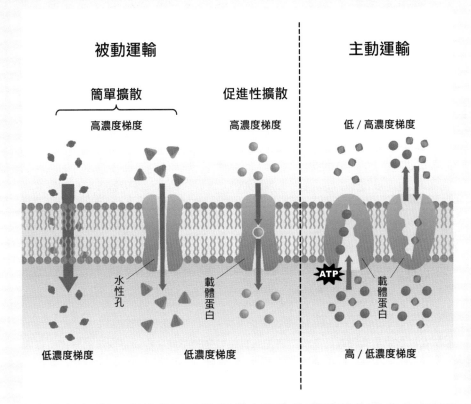

被動運輸

簡單擴散　　　　　　促進性擴散

高濃度梯度　　高濃度梯度

主動運輸

低 / 高濃度梯度

ATP

水性孔　　　　　載體蛋白　　　　載體蛋白

低濃度梯度　　　低濃度梯度　　　　高 / 低濃度梯度

▲ 圖 4.1 毒物進入細胞的方法：主動與被動運輸最大的差異就是能量是否被消耗了

	穿透方法	特點
被動運輸	分為簡單擴散和促進性擴散，從高濃度區域移動到低濃度區域，無須消耗能量	1. 親水性小分子可透過水性孔滲透 2. 疏水性小分子可跨過細胞膜的脂質層擴散進入 3. 脂溶性低的分子可透過轉運載體蛋白進入
pH 值調控	有些器官或組織 pH 值較低，促進毒物轉為非游離態，得以進出細胞膜通道	由於器官之間 pH 值不同，毒物進入細胞的比例與形態也不同
主動運輸	載體蛋白會調控化合物主動轉移和促進化合物轉移，藉由消耗能量藉由消耗能量來逆向傳遞物質（從低濃度到高濃度）	1. 適用於脂溶性低的大分子 2. 需消耗能量

▲表 4.1 毒物進入細胞的方式：不同的毒物特性也不同，穿過細胞膜的方式也有所差異

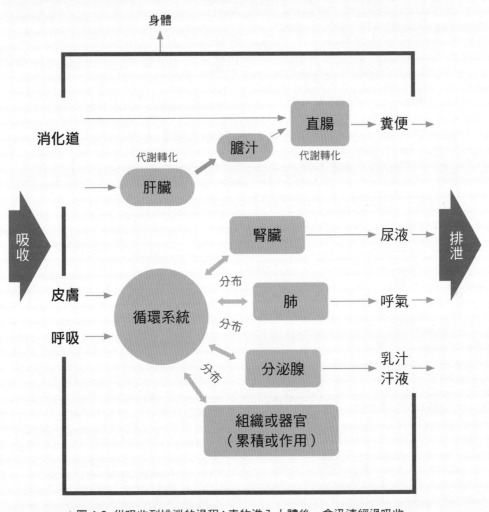

▲圖 4.2 從吸收到排泄的過程：毒物進入人體後，會迅速經過吸收、分布、代謝、排泄四大過程

吸收：毒物被人體吸收的途徑

有毒物質穿過上述器官進入血液循環系統的過程稱為吸收，主要負責的部位是胃腸道、肺與皮膚。但是，如果透過特殊途徑，化學物質也可能從其它部位吸收，例如皮下組織、腹膜或肌肉。像是實驗人員和醫療專業人員經常區分屬於藥物的腸內給藥和屬於其它外來物質的腸道外給藥：腸內給藥包括與消化道有關的所有途徑（舌下、口腔、直腸），而腸道外給藥就含括其它所有途徑（靜脈、腹膜腔、肌內、皮下等）。

經由胃腸道

胃腸道是吸收毒物最重要的部位之一，不只是人類，許多環境中的毒物進入動物體內後，就會累積在體內，間接進入食物鏈。有趣的點在於，胃腸道雖可視為人體的內管道，但胃腸道的內容物仍屬於「體外」，因此，除非有毒物質具有直接的腐蝕性或刺激性，否則胃腸道中殘留的毒物雖然可能會損害胃腸道的細胞，但通常直

到毒物被吸收後才會產生全身性損害。

　　整個胃腸道消化系統都會吸收毒物，包括口腔與直腸。這也是為何儘管大多數藥物為口服，但也有像是硝化甘油這樣的藥物是經由舌下給藥，或是其它藥物以直腸栓劑形式給藥。然而，很多因素會影響毒物從胃腸道吸收的多寡，你有沒有想過為何同樣屬於重金屬的毒物，粉狀卻比塊狀來得毒性更高？

　　如果毒物是有機酸或鹼，在胃腸道中可能以脂溶性最強（非游離）的形態進行簡單擴散而被吸收，這是因為胃液為酸性（pH 值約為 2），而腸內容物幾乎為中性，所以在胃與腸這兩個區域中，弱有機酸或鹼的物質的脂溶性可能顯著不同。舉例來說，弱有機酸物質（例如苯甲酸）在胃中主要是非游離態（脂溶性），在腸中則主要是游離態，因此，與腸相比，弱有機酸物質更容易從胃吸收。相比之下，雖然有機鹼物質（非常弱的有機鹼除外）在胃中可能呈游離形態，但在腸中則是非游離態（脂溶性），代表此類化合物主要在腸內被吸收，　不是胃。

　　然而，上述根據韓德生方程式（Henderson equation）的計算結果，並非絕對確定吸收率，因為仍必須考量其它因素，例如，在腸

的中性 pH 中，只有 1% 的苯甲酸以脂溶性形式存在，因此可知，腸道缺乏吸收這種有機酸物質的能力。但是，吸收是一個動態過程，血液不斷從腸道固有層中去除苯甲酸，並且根據質量作用定律（Law of Mass Action），非游離態的平衡將始終保持在 1%，使腸道可持續吸收苯甲酸。此外，藉由簡單擴散的吸收量也與表面積的大小有關，由於絨毛與微絨毛放大了小腸的表面積，使得小腸吸收苯甲酸的總容量大增，而這個原理同樣適用於所有從腸吸收的弱有機酸物質。

許多外來物質載體蛋白在胃腸道中會有特異化的表現，表示外來物質載體蛋白會特別增加或減少胃腸道中外來物質的吸收效率，像是腸道中有少數載體蛋白被認為會影響吸收，並且有充分的證據證明會影響生體可用率（Bioavailability，意旨外來物質進入體循環的速率與濃度），像是 PEPT1、OATP2B1、MDR1（*p*- 醣蛋白，PgP）。

特別的是，胃腸道主動吸收的毒物數量不多，大多數的毒物都是以簡單擴散方式進入人體。儘管脂溶性物質普遍比水溶性物質能夠更快速、更廣泛地被吸收，但在某些部位則例外，舉例來說，如

果誤食水溶性重金屬類的物質，約有 10% 的鉛、4% 的錳、1.5% 的鎘、1% 的鉻鹽會被口腔吸收，然而，只要誤食的化合物有劇毒，即使少量吸收的物質也會產生嚴重的全身反應。目前而言，某些非脂溶性化合物被吸收的機制尚不清楚，但低分子量的有機離子（小於 200 道爾頓）似乎可以透過細胞間隙轉移，即透過細胞間緊密連接處的水性孔洞被動滲透，或透過主動運輸穿過黏膜障壁，直接造成毒性傷害。

除了毒物本身的特性，毒物粒子的體積大小也會影響吸收，例如較大或不溶於水的粒子和微粒物質可以從胃腸道上皮吸收。然而，並不是粒子體積越大吸收就越好，事實上尺寸與吸收成反比，吸收隨著粒徑的減小而增加，這就解釋了為什麼體積較大的金屬汞在口服時相對無毒，以及為什麼粉狀砷比粗顆粒的毒性更強。

總體而言，毒物從胃腸道吸收的狀況取決於其物理性質，包括脂溶性及溶解速率。儘管脂溶性增加會使毒物的吸收增加，但是脂溶性極強的毒物不太可能溶解在胃腸道內的水性液體中，使得胃腸道不太可能吸收。同樣地，如果毒物是固體並且相對不溶於胃腸道液體，毒物與胃腸道黏膜的接觸也很有限，吸收率便很低。除了化

合物本身的特性外，還有許多與胃腸道本身有關的因素會影響外來物質的吸收，包括 pH 值、胃腸道內的食物、消化酵素、膽酸和細菌微菌叢的存在，以及胃腸道的活動性和滲透性。畢竟毒物可能會被胃酸水解，由胃腸道中的酵素進行生物轉化，或被該處的微生物群修飾為不同於原構化合物毒性的新化合物。例如以蛋白質為主的蛇毒就會被胃腸道的消化酵素分解，因此相對於靜脈內暴露來說，口服的毒性要小得多，這就是為什麼服蛇毒身亡的案例很少，多半是被毒蛇咬到、蛇毒直接進入血液導致死亡。

經由肺部

毒物在吸入之後會產生的中毒反應分為兩種，像是急性的一氧化碳中毒和慢性的矽肺病，毒性差異是由於空氣中的毒物在肺中吸收或沉積所致。肺部吸收的主要毒物是氣體（例如一氧化碳、二氧化氮、二氧化硫）、具揮發性或易揮發液體的蒸氣（例如苯和四氯化碳）和氣溶膠。由於氣體和蒸氣的吸收與氣溶膠的吸收不同，所以會導致毒性反應有所不同，主要又分為氣相物質與懸浮微粒兩種。

氣相物質

　　氣相物質分為單純的氣體和物質的蒸氣形式，大多數有機溶劑都會蒸發並產生蒸氣，有些固體也可能昇華成氣態。蒸氣壓是在封閉系統中，由蒸氣在其自身液體上方施加的壓力，因此蒸氣壓高的液體較容易蒸發，而常聽到的具揮發性毒物，便是指在室溫下蒸氣壓高容易蒸發的有毒物質。

　　人體吸入的氣體主要由肺吸收，但吸入後，氣體首先會通過鼻子，並經過卷軸狀、構造簡單且有上皮襯裡的鼻甲過濾，增加了暴露的表面積。由於鼻子的黏膜有覆蓋一層流體膜，如果該氣體分子非常易溶於水或與細胞表面成分發生反應，就會滯留在鼻部，不會到達肺部，容易造成上呼吸道的傷害。由此可知，鼻子到咽喉都是可溶於水及反應性高的氣體的「淨化器」，阻止氣體進入肺部造成傷害，也會刺激人們警覺吸到了「不正常的」味道和氣體。然而，儘管這個淨化器有助於減少全身暴露的風險或保護肺部，但也增加了鼻子受到不良影響的可能。甲醛和乙酸乙烯酯這些容易揮發的氣體就是這樣，這些物質在人類身上都會引發鼻腔刺激性傷害。

　　肺中氣體的吸收，與化合物在腸道和經皮膚吸收的情況不同，肺

中氣體透過細胞膜的擴散並不會影響肺部吸收氣體的速率，所以因應環境 pH 值的解離以及分子的脂溶性特徵並不重要，原因有三：首先，游離分子的揮發性極低，在正常的環境空氣中濃度不高。其次，I 型肺細胞（就是位於肺泡上的上皮細胞）非常薄，微血管與肺細胞緊密接觸，因此化學物質擴散的距離非常短，不受外界影響。第三，被肺部吸收的化學物質能快速透過血液擴散，迅速進入體內。

氣相物質被吸入肺部時，小分子從肺泡腔擴散到血液中然後溶解，除了某些對特定身體成分具有特殊親和力的氣體（例如一氧化碳與血紅素很容易結合）以外，吸收氣體並釋放毒性的途徑，通常都還是以溶解到血液為主。

由於吸入的氣體仍會與肺泡中的血液接觸，因此對於溶解率較低的化合物來說，分子越多花費的時間便越多，如果氣體還具有較高的組織親和力（例如較高的脂溶性），則可能需要更長的時間。但有一個條件會改變時間的限制，就是呼吸速率，我們可以藉由增加呼吸頻率，大大提高吸收速率，就可以加快毒物散布到體內各處。

• 氣溶膠及懸浮微粒

　　氣溶膠和懸浮微粒主要也是經由呼吸道進入體內，也有一小部分會透過飲食而從消化系統進入，或者是透過皮膚接觸進入人體。舉例來說，PM$_{2.5}$被我們吸入體內後，因為粒徑很小，在體內被清除的機率很低，停留在身體的時間相對就很高；也因為粒徑很小，所以不會刺激肺部纖毛以及上呼吸道的排外機制，很容易就可以抵達肺部深處，穿過肺泡細胞和肺泡上的微血管管壁細胞，進而直接穿透至血液循環裡，造成可能的心血管疾病。因此，一般來說，粒徑越小、沉積地點就越深層，清除所需的時間就越長，這些有毒致癌物也就越容易滯留在人體內造成更多的危害。

　　氣溶膠和微粒沉積在哪裡主要取決於粒子大小，通常粒子越小，就會沉積至氣管越深處。5 微米或更大的粒子稱為「粗粒子」，通常沉積在鼻咽區域，像是鼻子無纖毛的前側或喉側，直到擦拭鼻子、擤鼻涕或打噴嚏才會除去。若沉積在有纖毛的鼻表面黏液毯，則藉由纖毛的運動移除較不溶於水的微粒子，這些粒子和經由嘴吸入的粒子可以在數分鐘內被吞下，其中可溶性粒子會溶解在黏液中並被帶到咽部，或者可以透過鼻上皮細胞吸收到血液中。

直徑約為 2.5 微米的微粒物質（稱為「細粒子」），也是大家熟知的 PM_{2.5}，主要沉積在肺部氣管支氣管區域，可藉由呼吸道纖毛部分中黏液層的逆行運動將其清除（也稱為黏膜纖毛活動梯）。一般而言，纖毛推動黏液運動是一種快速而有效的運輸機制，但在呼吸道的不同部位，纖毛推動黏液運動的速率有所不同，傳輸速率在每分鐘 0.1 ～ 1 公釐之間，使清除的半衰期落在 30 ～ 300 分鐘之間。讓人意外的是，咳嗽和打噴嚏都會大大增加這些有毒物質進入口腔的速度，最後，粒子可能會被吞入胃腸道並吸收。

　　1 微米及以下的粒子能穿透至肺泡囊中。超細粒子或奈米粒子（特別是尺寸約為 10 ～ 20 奈米的粒子）最有可能沉積在肺泡區域。這些極小的粒子被肺泡巨噬細胞清除後，可能會被血液吸收或藉由淋巴管清除，但極大部分的極細懸浮微粒很可能會停在肺泡區域，長期累積，導致肺部的病變。

　　粒子體積除了是決定肺部累積量的主要因素外，隨著粒徑的減小，空間中的粒子數便會增加，粒子的總表面積也會增加，代表奈米粒子會大量集中於肺部。然而，奈米粒子的表面性質，可能是比粒子的大小或表面積更重要的潛在毒性決定因素。奈米粒子如何影

響毒性反應，尤其是其動向（以及影響動向的因素，包括大小、組成、表面結構、表面官能基改質、溶解度、聚集），是毒理學和人類健康影響研究的主要領域。

經由皮膚

　　皮膚是最大的身體器官，能幫助身體隔絕環境，是相對良好的障壁。整體而言，人類皮膚會接觸到許多有毒化學物質，但當暴露於毒物時，毒性通常受到皮膚「相對不可滲透」特性而受到限制。

　　皮膚主要分為兩層：表皮層及真皮層（參照圖 4.3）。表皮是最外層，包含具有代謝能力且能夠分裂的角質細胞。表皮層下的生發層中有許多的增殖角質細胞，它們會將成熟的角質層向上推，直到它們到達最外層，即成為角質層。成年人的角質層大約每 3 ～ 4 週更新一次，這個複雜的過程涉及細胞內基質的脫水和聚合作用，形成充滿角蛋白的乾細胞層，對於毒物來說滲透性低，相對而言就可以防止液體從體內流失，同時也是防止外來毒物進入體內的主要障壁。

　　真皮層位於表皮層之下，主要由成纖維母細胞組成。真皮層還

包含為真皮和表皮提供血液以及將吸收的化合物運輸至體內的血管網路。雖然解剖學上控制整個皮膚吸收的主要區域是角質層，但毒物也可由真皮層上附屬的組織來吸收，包括真皮層中的汗腺、皮脂腺和毛囊。其中，汗腺和毛囊散布在皮膚上的密度各不相同，這些附屬器官不超過整個皮膚表面總橫切面面積的 1%，但是說穿了，這就是個防堵的漏洞，因為毒物通過這些區域的速度比通過角質層的速度快得多。

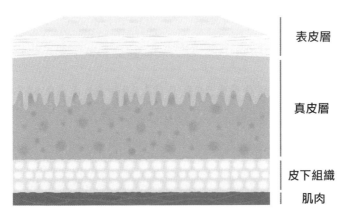

表皮層

真皮層

皮下組織

肌肉

▲圖 4.3 皮膚的組成：皮膚的兩層構造阻擋了多數毒物進入體內

與胃腸道和肺部的複雜性相比，滲透進入人體皮膚更為簡單，因為能否穿過角質層便是決定性的關鍵，因此所有毒物皆會藉由被動擴散穿過角質層以及汗腺、皮脂腺和毛囊等組織。一般而言，脂溶性化合物更容易被吸收並穿過角質層，水溶性化合物的滲透受限則較多；而非極性毒物在皮膚中的擴散程度與脂溶性成正比，與分子量成反比，意即電荷分布較為均勻（非極性）、脂溶性較高且分子量較小的毒物，可以迅速通過角質層。然而，儘管脂溶性化合物可能更容易通過角質層，但其通過真皮的速度較慢，相較之下水溶性化合物更可能透過附屬器官（如毛囊）滲透皮膚。

　　不過，人體角質層在身體各個部位的結構和化學性質都有顯著差異，這些差異影響有毒物質的滲透效率。掌部和足底的皮膚與身體其它部位的皮膚有很大的不同，因為掌部和足底的角質層適合承重和摩擦，並且沒有毛囊，而其它部分的角質層則擁有彈性和良好的感覺辨別力。

　　除此之外，皮膚的滲透性還取決於角質層的擴散性和厚度。角質層在手掌和腳底（在長繭區域的厚度為 400 ～ 600 微米）比起在手臂、背部、腿部、腹部的厚度（8 ～ 15 微米）要厚得多，言下

之意便是毒物不容易從這兩個地方的皮膚進入身體。除此之外，陰囊皮膚的特徵在於角質層薄和擴散性高，可見人類不同皮膚部位的相對吸收狀況並不同，毒物很容易穿過陰囊皮膚，而額頭皮膚的吸收較弱、掌紋滲透性最低，因為掌紋角質層較厚且缺乏皮膚附屬器官。

很多人說經皮毒，其實就是透過皮膚的「經皮吸收」來造成的毒性。基本上經皮吸收是皮膚毒性吸收的第二階段，包括毒物通過表皮的下層（生發層、有棘層、顆粒層）及真皮的下層擴散。儘管這些皮膚分層各具有緊密的細胞連接點，但這些皮膚層作為防止毒物擴散的障壁功用，遠不如最外層的角質層。這些較內部的皮膚層與角質層相反，它們包含多孔、非選擇性、水溶性的擴散介質，所以一旦毒物穿過角質層並透過擴散進入這些區域，就可能會快速進入真皮中，並進到靜脈和淋巴毛細管中，擴散到身體各處。

有幾種因素會影響皮膚吸收毒物，包括角質層的完整性、角質層的水合狀態（體液平衡的狀態）、溫度、溶劑本身的特性，以及毒物分子的大小。因為角質層是決定皮膚滲透性的關鍵角色，所以去除角質層會導致表皮的滲透性顯著增加，無論是脂溶性還是水溶

性的各種大小分子皆然。

　　破壞角質層的毒化劑，例如酸和鹼，會增加角質層的滲透性，例如受到灼傷和已發生過各種皮膚病的皮膚，是最常見皮膚損傷使得滲透增強的案例，畢竟水深刻影響了受到破壞的皮膚的滲透性。在角質層被破壞的條件下，角質層部分含有約 7%（重量）的水，這樣的水量使角質層的滲透率比完全乾燥時的滲透率高約 10 倍，此時與水接觸，角質層可以快速吸收水分，同時也可以把高度溶於水的毒物吸收到皮膚內部。溫度升高也會增加真皮層的血流量，進而增加真皮的滲透性，特別是對於因職業暴露於化學物質（例如殺蟲劑）的人而言，這一點尤其重要，因為農業從業人員可能會在相對高溫下工作，這樣的環境條件會增加皮膚滲透性，並可能增加全身中毒的風險。

　　一般狀況下，食物中或化學品所用的賦形劑（即添加物），也可以改變毒物破壞角質層的機會，關鍵在於毒物在賦形劑中的溶解度。如果有毒物質能高度溶解於賦形劑中，便會使得人體吸收的毒物較少；若毒物在賦形劑中的溶解度低，則會增加皮膚滲透性。此外，如二甲亞碸（DMSO）之類的溶劑，可藉由增加角質層的滲透，

促進毒物從皮膚吸收。儘管尚不能完全理解二甲亞碸增強皮膚滲透性的機制，但普遍認為其能夠去除角質層中許多脂質基質，在滲透障壁上形成孔洞；改變角蛋白組態以改變蛋白質結構；發揮膨脹劑的作用。

特殊途徑

毒物通常透過皮膚、肺或胃腸道吸收後進入血流，但是，在研究化學物質對實驗動物的影響時，也可以經由其它給藥途徑，最常見的途徑是：靜脈內、腹膜內、皮下和肌內。其中，靜脈內途徑便是將毒物直接引入血流，直接跳過上述的這些「吸收」過程。

由於腹膜和腸繫膜有豐富的血液供應，且腹膜腔的表面積相對較大，如果在腹膜內注射外來物質，吸收的速率會較快。另外，這種給藥途徑可避免胃排空的延遲和變異性，因為腹膜內給藥的化合物主要透過肝門靜脈（又稱門脈）循環吸收，因此在到達其它器官之前，毒物便會先通過肝臟。相比之下，皮下和肌肉注射的吸收速率通常較低，但毒物會直接進入全身循環，因此，改變注射部位的

血流，便可改變皮下或肌內給藥的吸收率，例如，腎上腺素如果與毒物共同注射至肌內，會引起血管收縮並降低吸收率。

　　化學物質的毒性不一定取決於給藥途徑。如果於腹膜內注射毒物，則大多數毒物會在進入全身循環之前，通過門脈循環進入肝臟。因此，通過腹膜內給藥，化合物可能會被肝臟完全代謝並進行生物轉化，隨後排至膽汁中而無法進入全身循環，像是普萘洛爾（Propranolol）和利多卡因（Lidocaine）這兩個藥物，就是第一個通過肝臟時就立刻被有效率代謝掉的經典案例。

　　因為腹膜內途徑容易於肝臟中萃取而減少全身可用率，導致藥物無效，所以若是對肝和胃腸道以外的器官具有毒性的化學物質，便可透過腹膜內給藥的途徑，這樣毒性就比由其它途徑（靜脈內、肌內或皮下）給藥的毒性更低。然而，如果吸收率相等，在肝臟中沒有明顯生物轉化的化合物，透過任何給藥途徑都會產生相似的毒性。因此，透過比較不同途徑給藥後的毒性反應，可以得到有關生物轉化及外來物質排泄對毒性結果之影響的初步資訊。

分布：毒物散布到全身的過程

　　分布是藥理學的名詞，用來量化藥物劑量服用後在體內的分布情況。它的定義是指，一個藥物劑量平均分布到人體內的體積濃度要達到多少，才可以在血液中觀察得到。一般來說，吸收到體內的藥物會通過血液循環迅速向全身器官組織輸送，首先是經由血流流向大器官分布（Distribution），然後向血流量小的組織轉移，如硫噴妥鈉（Sodium Pentothal）先在血流量大的腦中發揮麻醉效應，然後再流向血流量小的脂肪等組織。經過一段時間後，血藥濃度趨向穩定，會分布在全身並達到平衡的狀態。

　　毒物和藥物的概念類似，當毒物進入血流後，無論接觸途徑如何，毒物都會分布到全身。毒物分布至器官或組織的速率，主要取決於血流及從微血管床擴散至特定器官或組織細胞的擴散速率，但毒物的分布速度非常快。

　　一般狀況下，毒物分布的初始階段由血流控制，而最終分布則多數取決於毒物對各種組織的親和力。如上述所提及，在最終分布中，毒物會透過被動擴散或特殊的運輸過程穿透細胞膜，其中水溶

性分子會通過細胞膜中的水性通道或水孔擴散，而脂溶性分子則直接通過細胞膜，代表毒物能否進入細胞中影響了最終分布。

　　基本上，藥物或毒物被吸收後，會經由被動或主動的血液組織分布，將其帶入肝臟和腸壁進行後續的代謝機制。有四個屬性可以加快毒物找到標的組織，包括：微血管內皮的孔隙率、是否存在專門的運輸過程、在細胞胞器內累積的潛力，以及是否與蛋白質或其它大分子結合。其中，微血管上皮的孔隙率能使毒物被動擴散，尤其肝（血管竇）和腎（環腎小管微血管）的微血管窗孔較大（50～150 奈米），即使是與蛋白質結合的毒物也能通過；而形成腦血管障壁的微血管緊緊相連得以防止親脂性化合物，卻沒有窗孔防止親水性化合物大量分布到大腦中。

毒物的分布情況

　　理解有毒物質的分布的關鍵概念是其分布體積（Vd），這是血液中毒物濃度的主要決定因素，用於量化人體中的分布狀況。分布體積的定義，是當我們在血液中可以觀察到特定藥物濃度時，需要

均勻溶解多少量的藥物的體積。

　　基本上，身體內的水分主要存在於細胞外或細胞內，血漿水分和組織間水分會構成細胞外腔室，與細胞內水分區分開來。如果毒物僅分布到血漿腔室（無組織分布），則因為血漿濃度較高而分布體積較低；如果毒物分布在全身（身體總含水量）中，則會因為有效血漿濃度較低，因此分布體積較高。但是，毒物的分布很複雜，在大多數情況下不能簡單地把人體視為單一水腔室分布來理解，毒物與人體各儲存部位（例如脂肪、肝臟、骨骼）的結合及／或溶離，通常是確定毒物分布更重要的因素。

　　毒物分布到全身的關鍵差異就在於毒物是否可以輕易穿過細胞膜，然而由於蛋白質結合、主動運輸，或在脂肪中的高溶解度，某些毒物會選擇性蓄積在人體某些部位。毒物的標的器官可能是毒物累積的部位，但並非總是如此。

　　如果有毒物累積在標的器官或組織以外的位置，反而可能具有保護作用，因為血漿濃度及其侵蝕部位中的毒物濃度降低了。在這種情況下，我們可以將這些有毒物質視為無毒。

毒物貯存庫為何？

當毒物集中在非標的器官的腔室時，該腔室稱為貯存庫（Storage Depot），這些貯存庫中的毒物總是與血漿中的未結合游離毒物保持平衡。

因為只有未結合的游離毒物在人體中處於平衡狀態，所以毒物與某些人體成分的結合或溶離，會大大改變毒物的分布情況。某些有毒物質在毒性作用部位達到最高濃度時（例如對血紅素具有極高親和力的一氧化碳，以及在肺部累積的巴拉刈），會導致其餘有毒物質集中在標的器官以外的位置，舉例來說，鉛的標的器官是骨骼，但是當此有毒物質分布到軟組織後，才會表現出鉛中毒。然而，當化學物質從人體中生物轉化或排出體外，毒物才會從儲存部位釋放出來，結果導致貯存庫中的毒物的半衰期可能非常長。

脂肪作為貯存庫

許多有機化合物富有高度脂溶性，使化合物可以迅速穿透細胞膜並被組織吸收，因此，高度脂溶性的毒物會分布、濃縮於體脂肪

中，並保留很長一段時間，也就不足為奇了。長期儲存多種化合物（包括農藥阿特靈、氯丹、DDT、狄氏劑、安特靈、七氯、滅蟻樂和德克沙芬，以及多氯聯苯和多溴聯苯、多溴阻燃劑、戴奧辛、呋喃）造成的環境累積和潛在的毒性威脅，是毒理學研究的主要主題，有大量的研究在評估上述化合物產生致癌、發育和內分泌影響的潛力，而這些都與毒物在體脂肪中的累積與儲存有關。

毒物很容易透過溶解於中性脂肪的方式在脂肪內積累，而中性脂肪在人體中的占比不同，肥胖個體約占體重的 50%，精實個體則占 20%。因此，由於脂質／水分分布係數高的毒物可能會儲存在體脂肪中，加上肥胖個體因脂肪量高而可以保留的毒物濃度含量較高，相對降低了標的器官內的濃度，因此毒物在肥胖個體造成的威脅比精實個體小。但如果化學物質從脂肪中快速釋出，血液中的濃度及毒性標的器官的化學物質濃度可能會突然增加。幾項研究顯示，曾接觸過持久性有機氯殺蟲劑的實驗動物，在經歷短期飢餓後便可能會產生中毒的跡象。

● 骨骼作為貯存庫

　　氟化物、鉛、鍶類的化合物皆可納入並儲存於骨基質中，例如人體內 90% 的鉛最終都在骨骼中發現。骨骼攝取有毒物質實質上是一種表面化學現象，毒物在骨骼表面和細胞外流體進行細胞交換。骨骼表面是骨礦物質的羥磷灰石晶體（分子式：$Ca_5(PO_4)_3(OH)$），此類晶體非常細小，相對導致骨骼的表面積較大。當細胞外液中的毒物與羥磷灰石的水化殼接觸，使毒物擴散並穿透晶體表面時，由於大小和電荷相似，毒物中的氟離子（F^-）可能會輕易取代羥基（OH^-），而鉛離子或鍶離子可能會透過互換離子的吸附反應，替代掉羥磷灰石晶格基質中的鈣離子，進而潛藏在骨骼中。

　　沉積在骨骼中的外來毒物不會被永久隔離。毒物會在晶體表面進行離子交換，並藉由破骨細胞（Osteoclast）的活性將羥磷灰石晶體溶解，使毒物從骨骼中釋放。如果骨組織溶解活性增加（如給予副甲狀腺激素後）導致羥磷灰石晶格的移動力增強，也會使得血漿中毒物濃度增加。最終，有毒物質在骨骼中沉積和儲存，可能有害也可能無害，舉例來說，雖然鉛會累積在脂肪及骨髓中，但鉛對骨骼本身無毒，而保護牙齒的氟化物沉積可能導致氟骨症，放射性鍶

沉積則可能導致骨肉瘤和其它腫瘤。

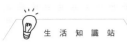

大腦的保護機制：腦血管障壁

　　腦血管障壁（Blood–Brain Barrier，BBB），也稱為血腦屏障或血腦障壁，指在血管和腦之間有一種選擇性地阻止某些物質由血液進入大腦的「障壁」。腦血管障壁為半穿透式（Semi-Permeable），也就是說，它允許某些物質穿透，但阻止某些物質通過。在身體大部分的區域中，最小的血管，稱為微血管（Capillaries），由內皮細胞（Endothelial cells）排列而成。內皮組織的每一個細胞之間有著小小的間隙，因此物質可以快速的進出血管。

　　由於身體很多功能都由腦經由荷爾蒙的分泌來控制，如果讓化學傳導物質在腦裡自由流動，可能會影響腦部功能。因此，若要腦部功能維持正常運作，避免腦受到化學傳導物質影響的腦血

管障壁便不可或缺。除了氧氣、二氧化碳和血糖等營養物質外，
腦血管障壁幾乎不讓任何物質通過，包括大部分的藥物、分子結
構過大的蛋白質、水溶性物質以及細菌或病毒，只有 1/1000 的
脂溶性藥物才能以簡單擴散的方式通過腦血管障壁，大大減弱了
毒物對腦部的影響。此外，發炎反應也可能改變腦血管障壁的通
透性。

　　腦血管障壁在大腦各區域的有效性有所不同。例如，皮質、
下視丘外側核、最後區、松果體、腦下垂體後葉的腦血管障壁，
比大腦其它區域更容易滲透。目前尚不清楚這是由於這些區域的
血液供應增加，還是因為血液－腦脊髓液屏障（BSCFB）更容易
滲透，或是兩者兼而有之。

　　毒物進入大腦的方式，與轉移到體內其它細胞的原理相同。
只有毒物的游離部分（即未與血漿蛋白結合）才能進入大腦並快
速達到平衡。特別是，脂溶性和游離度是決定毒物進入中樞神經
系統（Central Nervous System，CNS） 速度的重要因素。脂溶性
高的毒物，進入中樞神經系統的速度較快，而游離狀態的毒物，
造成的毒性則較低。以四級氮衍生毒物的解磷定（2-PAM）為例，
這種解毒藥在游離狀態時不容易穿透大腦，便無法減緩有機磷殺

蟲劑抑制大腦中膽鹼酯酶的中毒現象。

　　此外，一些脂溶性很高的化合物可能會進入大腦，但被外來物質載體蛋白有效去除而未能達到明顯的濃度，例如環孢素的藥劑。除此之外，高度脂溶性的戴奧辛化合物（TCDD）也不容易分布到大腦中，但仍有一些毒物可能藉由載體蛋白調控的過程進入大腦，例如甲基汞與半胱胺酸結合，形成類似於甲硫胺酸的硫氫基複合物，可以用作微血管內皮細胞的大型中性胺基酸載體，而成功進入大腦。

　　如果甲基汞長期在大腦內累積，便有可能導致水俁病，除此之外，甲基汞非常容易被魚蝦吞食，進而在生物鏈中累積，因此長期食用海鮮類，也有可能導致甲基汞中毒。

胎盤如何保護腹中的孩子？

　　胎盤障壁是由介於胚胎和母體循環之間的幾個細胞層組成，胚胎發育所需的多數營養素，例如維生素、胺基酸、必需醣類及鈣、鐵離子，都是按照濃度梯度，透過主動運輸進入胚胎。毒物也可以通過胎盤障壁，或藉由被動滲透穿過胎盤，唯一的例外是一些抗代謝物質，其結構類似於內生性嘌呤（Purine，又譯普林）和嘧啶（Pyrimidine），它們是從母體至胚胎的全身循環中主動運輸的生理受質。此外，胎盤還具有生物轉化能力，可以阻止某些毒物到達胚胎。在藉由被動滲透穿過胎盤的物質中，脂溶性較高的物質可以迅速達到母嬰平衡，因此在穩定狀態下，母體和胚胎的血漿中，有毒化合物的濃度通常相同。

　　決定哪些物質可以跨過胎盤障壁的因素，與其它細胞相同，

包括先前討論的物質特性，游離度、脂溶性、蛋白質結合和分子量，以及血流和跨障壁的濃度梯度。除化學物質外，病毒（例如德國麻疹病毒）、細胞病原體（例如梅毒螺旋體）和球蛋白抗體也可以穿過胎盤。胎盤障壁不像腦血管障壁是一個精確的解剖結構單位，因為胎盤包括了融合細胞滋養層和細胞營養層，其中，融合細胞滋養層的頂膜形成連續的上皮層，浸在母體血液中，而底側表面與不連續的細胞營養層、基質組織或胚胎脈管系統相連。因此，毒物必須穿過融合細胞滋養層細胞的頂膜和底側膜，以及胚胎微血管的內皮，才能達到胚胎。

胎盤載體蛋白可以保護發育中的胚胎免於接觸毒物，並預防可能的異常發育。例如，抗生素硝基呋喃妥因（Nitrofurantoin）的胚胎濃度在沒有乳癌抗藥性蛋白（Breast cancer resistance protein，Bcrp）的小鼠體內增加了 5 倍，代表胎盤的載體蛋白會限制藥物進入胚胎的濃度。此外，某些抗痙攣劑，包括已知的發展性毒物，如丙戊酸（Valproic acid）和苯妥英（Phenytoin），可抑制人類胎盤膜囊泡中的 OCTN2 載體蛋白功能。該載體蛋白對於攝取肉鹼至關重要，從而導致一個假設：即丙戊酸（或其它藥物）抑制肉鹼攝取並隨後造成胚胎肉鹼缺乏，可能與多種抗痙攣

劑帶來不良發育影響有關。

　　然而，儘管人體內有用於保護胚胎的生物轉化系統和外來物質載體蛋白，毒物仍然可以透過胎盤轉移進入，增加致癌的風險。舉例來説，若妊娠期間母親持續暴露於毒物危害，會增加嬰兒長大後發生腫瘤的可能性，最著名的經胚胎致癌物便是己烯雌酚（Diethylstilbestrol）。除此之外，根據實驗，只在妊娠期間接觸過抗病毒藥齊多夫定（Zidovudine）和無機砷的小鼠，其後代仍會誘發腫瘤。

代謝：讓毒物失去能力的方式

代謝在藥物或是毒物的定義中，是指外來化合物被生物體吸收後，在機體作用下發生的化學結構轉化（即生物轉化）。代謝的過程就在於能把藥物和毒物進行化學處理去活化並排出體外。但藥物本身對人體的作用、副作用、毒性、給藥劑量、給藥方式、藥物作用的時間、藥物的相互作用等都會影響到代謝。

藥物代謝主要有兩種方式，即代謝和排泄。代謝是大部分藥物從體內消除的主要方式，方式可以分為氧化（Oxidation）、還原（reduction）、水解（Hydrolysis）和結合（Conjugation）四種類型，其中氧化、還原和水解為 I 相代謝，結合反應為 II 相代謝。

代謝的主要器官為肝臟和腸壁。肝臟是藥物的主要清除器官，富含藥物 I 相代謝和 II 相代謝所需的各種酶，其中以 P450 酶最為重要。P450 酶是一個由多種類型所組成的大家族，根據胺基酸排序的雷同性，P450 酶可以分為幾個大類：CYP1A2、CYP2A6、CYP2B6、CYP2C8、CYP2C9、CYP2C19、CYP2D6、CYP2E1、CYP3A4 和 CYP3A5。P450 酶存在有明顯的種屬差異多

態性（Polymorphisms），導致每個人對藥物的反應都不同，也會影響藥物的代謝，並可能會引起相互作用。其次，近年來研究發現許多藥物在小腸吸收後通過腸壁時被代謝，從而導致藥物的生物利用度降低，稱為腸道的首關效應。腸壁中的藥物代謝酶主要分布於成熟的上皮細胞內，其中絨毛尖端的活性最強。目前已經在腸壁中發現許多種類的代謝酶，如 CYP26、CYP2C9、CYP2C19、CYP3A4、CYP3A5 等，其中以 CYP3A4 的含量最高。

外來物質的代謝反而造成了毒性？

儘管某些外來物質本身就有毒，但許多其它外來物質是經過暴露後形成的代謝產物才會產生毒性，稱為代謝活化或毒化過程。代謝活化是毒性的重要機制，因為會對微環境（Microenvironment）產生不良反應、改變細胞大分子和細胞胞器，及／或引起內生保護機制的中間物，舉例來說：乙二醇形成的草酸會引起全身性酸中毒和低鈣血症，從而改變微環境，如果草酸以草酸鈣晶體形式沉澱，則會阻塞腎小管；有機磷殺蟲劑巴拉松氧化成巴拉奧松後，會藉由抑

制乙醯膽鹼酶的活性直接改變人體蛋白質的功能；而殺鼠劑氟乙酸鈉轉化為氟代檸檬酸後，則會抑制烏頭酸酶。

還有一個例子是非阿尿苷（Fialuridine），它原為一種抗病毒藥物，臨床研究卻遭到終止，因非阿尿苷代謝為三磷酸鹽代謝物後，會抑制粒線體 DNA 的合成，最後直接抑制 DNA 聚合酶 -γ。最終非阿尿苷可引起嚴重的肝中毒並導致死亡。

代謝活化的另一個主要特徵是，它通常可以解釋毒物攻擊特定器官（標的器官）後的特異性，或物種差異如何導致中毒反應的不同。例如，真菌衍生的有毒物質 4-ipomeanol 會代謝為一種活性中間體，而囓齒動物的肺部存有高濃度的 CYP4B1（一種細胞色素 P450 酶），可催化此中間體。因此，在囓齒動物體內，4-ipomeanol 的反應性代謝產物主要在肺部細支氣管形成並造成毒性；相較之下，4-ipomeanol 則是對人體的肝臟有毒，因為是在肝臟代謝活化。在此案例中，相同的反應性代謝物會因為不同物種形成有毒代謝物的酶的不同，決定了各自的標的器官。

代謝的解毒機制

　　防止有毒代謝產物形成，或在有毒代謝產物形成後將其消除的生物轉化，是降低中毒的重要解毒機制。解毒機制主要由生化機制催化，這些生化機制包括第 II 期生物轉化反應，如葡萄醣醛酸化、硫酸化和穀胱甘肽（GSH）共軛，以及活性所需的酶和輔因子。然而，一如許多參與代謝活化的反應，這些解讀反應在器官內或跨物種間可能有所不同，且可能是決定標的器官毒性和毒性敏感性在不同物種間差異的重要因素。此外，儘管解毒機制具有保護性，卻可能因超出承受能力而達到飽和，並進一步產生毒性。

　解毒親電子劑的方式

　　親電子劑毒物的具體解毒機制有很多種，例如：利用環氧化物水解酶催化的環氧化物和芳烴氧化物，分別向毒性較小的二元醇和二氫二醇進行生物轉化；當有機磷酯殺蟲劑中毒時，可利用脫羧醣酯酶（Carboxylesterase）催化有機磷酯殺蟲劑水解；利用 NADPH 醌氧化還原酶（NQO1）和 NRH 醌氧化還原酶（NQO2）將醌還原為對苯二酚；

α，β-不飽和醛（如脂質過氧化作用產物 4-oxonon-2-enal）可由羧基還原酶還原成酒精或其飽和衍生物，也可以由醛去氫酶氧化成酸。

其中，親電子毒物極其重要的解毒機制便是與穀胱甘肽結合。穀胱甘肽是由甘氨酸、半胱氨酸和麩胺酸組成的三肽，其中麩胺酸透過 γ-羧基與半胱氨酸相連（γ-glutamine-cysteinylglycine）。穀胱甘肽是大多數組織中的主要非蛋白質巰基，在肝臟中的組成濃度為 5～10 微莫耳。毒物與穀胱甘肽的共軛可自發發生，或可能由穀胱甘肽 S-轉移酶（GSTs）催化。從解毒機制的角度看來，穀胱甘肽 S-轉移酶的功能活性，決定了毒物在不同物種之間的毒性作用差異，其中最引人注目的是穀胱甘肽對黃麴毒素 B1 之環氧中間體的解毒作用。

在老鼠實驗中，即使小鼠與大鼠以相似的速率形成反應性環氧代謝物，極低劑量的黃麴毒素 B1 對大鼠仍具有肝毒性和致瘤性，對小鼠則無，這是因為小鼠體內環氧代謝物與穀胱甘肽的結合速度比大鼠最多快 50 倍，因而降低了環氧化物的毒性，並限制了肝中毒與致癌。

除此之外，某些金屬離子，包括銀（Ag^+）、鎘（Cd^{2+}）、汞

（Hg^{2+}）、甲基汞（CH_3Hg^+），也容易與穀胱甘肽共軛反應並解毒。

除了生物轉化以外，親電子劑與蛋白質的共價結合也是一種解毒反應，只要結合的蛋白質沒有關鍵功能，且不會成為新抗原或其它有害物質即可。例如，脫羧醣酯酶不僅會藉由水解，也會藉由共價結合使有機磷失去活性。

解毒自由基的方式

自由基造成許多人體疾病，但它卻是毒物代謝過程的中間產物，像是超氧化物（$O^\cdot$），因此，對於自由基的解毒是防止其致毒的重要機制，但稍稍沒處理好，它便會轉化成反應性更為強烈的化合物。超氧歧化酶（SOD）可以藉由與過氧化氫酶、穀胱甘肽過氧化酶，或過氧化物還原酶共同作用，來解毒超氧化物。超氧歧化酶是位於細胞質液（Cu, Zn-SOD）和粒線體（Mn-SOD）中的高容量酶，它們將超氧化物轉化為過氧化氫（HOOH）；接著，過氧化體（或心肌中的粒線體）中的過氧化氫酶、細胞質液和粒線體中的穀胱甘肽過氧化酶，以及細胞質、粒線體和內質網中的過氧化物還原酶，都可將過氧化氫還原為水。

與超氧化物相比，沒有任何酶可消除氫氧根自由基（HO˙）。氫氧根自由基不但反應活性極強，半衰期也很短（10^{-9} 秒），所以氫氧根自由基幾乎沒有時間與抗氧化劑作用並解毒。因此，針對氫氧根自由基的唯一方案，便是藉由將氫氧根自由基的前驅物過氧化氫轉化為水，來防止氫氧根自由基形成。

相較之下，非自由基氧化劑過氧亞硝酸根（ONOO⁻）的半衰期約為 1 秒，比氫氧根自由基穩定得多，但是，它可以與二氧化碳反應形成反應性自由基。穀胱甘肽過氧化酶和過氧化物還原酶還可藉由將過氧亞硝酸根還原為亞硝酸鹽（NO_2^-）來解毒，就像還原過氧化氫為水一樣。然而，過氧亞硝酸根會與氧化血紅素、含血基質的過氧化酶、白蛋白發生反應，進而累積在體內。因此，為了避免過氧亞硝酸根堆積，就必須藉由促進一氧化氮自由基（˙NO）與氧化血紅素結合（形成高鐵血紅蛋白和硝酸鹽）來清除一氧化氮自由基，以及透過超氧歧化酶的作用降低超氧化物含量，藉此降低過氧亞硝酸根的形成與毒性。

除了上述案例外，過氧化酶產生的自由基可透過穀胱甘肽的電子轉移而消除，穀胱甘肽會因而氧化，並依賴 NADPH 穀胱甘肽還原酶

逆轉。這代表了穀胱甘肽對親電子劑和自由基的解毒都非常重要。

解毒失敗也會中毒

　　儘管解毒反應通常具有保護性，但當解毒反應不足時反而可能會中毒。失敗的最重要原因在於，接觸毒物會使重要的解毒過程不堪重負或是解毒的速度跟不上中毒的速度。這通常是因為劑量太大或時間太頻繁，導致解毒酶飽和、必需共同受質消耗，或細胞抗氧化劑（如麩氨基硫、抗壞血酸、α-生育酚）耗盡所引起。因此，劑量與反應關係是大多數毒性機制的重要量化因素。

　　即使接觸到相似濃度的毒物，物種間的解毒能力差異，也會導致毒性結果不同。反應性毒物使解毒酶失去活性便是解毒「失敗」的重要案例，某些應使反應性中間體解毒的共軛反應遭到逆轉，也會引發毒性。例如，一般而言，2-萘胺（$C_{10}H_7NH_2$）會在肝臟中 N-羥化與葡萄醣醛酸化，其中葡萄醣醛酸會經由尿液排出。然而，在膀胱中，葡萄糖醛酸苷經水解而釋放的芳基羥胺，被轉化為反應性親電子性芳基氮化物離子，使得這種先前已解毒卻被局部活化的代

謝產物導致膀胱癌。

　　再舉另一個例子，異氰酸甲酯是常用於農藥的毒物，當異氰酸甲酯被吸入人體後，很容易在肺中與穀胱甘肽共軛，並分布到其它組織中，重新生成反應性親電子原構化合物，進而導致中毒。

排泄：排出毒物的最後一關

　　毒物從體內清除的方式很多，其中腎臟是最重要的排泄器官，透過生物轉化，腎臟大量將毒物轉為水溶性更高的產物，再藉由尿液排出。第二個重要途徑則是藉由糞便，使外來物質及／或其代謝產物經由膽汁排泄後再藉由糞便排出。第三個主要針對氣體的排泄途徑則是肺。前三種排泄方法的比例大約占 80％、10％與 5％。剩下的 5％則是指某些化合物所採用的其它排泄途徑，因為所有的身體分泌物似乎都具有排泄的能力，在汗液、唾液、淚水、乳汁中皆發現過毒物。

從尿液排泄

　　腎臟是高效率消除體內有毒物質的器官。腎臟的功能單位是腎元，包括負責啟動血液過濾過程的微血管簇腎絲球，以及在腎皮質和髓質內負責產生和濃縮尿液的管狀結構。與從體內去除中間代謝最終產物的機制相同，腎臟利用腎絲球過濾、被動擴散造成的腎小

管排泄和主動腎小管分泌，使毒物從尿液中排出。一般而言，尿液中主要排泄出小分子量（小於 350 道爾頓）的水溶性化合物。

　　腎臟接收約 25% 從心搏出的血液，其中約 20% 在腎絲球過濾，而腎絲球微血管有大的孔洞（約 70 奈米），可過濾分子量高達 60 千道爾頓（小於白蛋白）的化合物。然而，與血漿蛋白結合的程度會影響腎絲球過濾率，因為蛋白質與外來物質複合物（尤其是與白蛋白結合的複合物）並不會被濾除。不同物種的腎絲球過濾率差異很大，從高達約每公斤每分鐘過濾 10 毫升（10 mL/min/kg）的小鼠，到約每公斤每分鐘過濾 1.8 毫升（1.8 mL/min/kg）的人類皆有，這種差異是由每公斤體重相對的腎元數量決定，其中小鼠的過濾率最高。

　　在腎絲球過濾的毒物可能殘留在腎小管內腔中，並從尿液排出，然而某些化合物的物化性質，可藉由被動擴散原理來跨越腎元的腎小管細胞，重新吸收回到血液中。這個過程可能意義不大，因為過濾比透過腎小管被動擴散要快得多，為再吸收（而非排泄）提供了有利的濃度梯度。因此，具有高脂質、非極性的毒物，可以有效率地重新吸收，而極性毒物和離子則從尿液排出。

　　一般而言，尿液的 pH 值雖然可能會變化，但通常為弱酸性（大

約 6～6.5）。以韓德生方程式計算尿液排泄中的非游離化合物，可以發現弱酸性有利於尿液中游離部分排泄，當尿液 pH 較低時，鹼的排泄量較大，而尿液 pH 較高時，則主要排出酸。除此之外，某些有機酸（酸度係數約等於 3～5）和鹼（酸度係數約等於 7～9）會大量游離化，並被尿液的 pH 值（pH≈6）捕獲，因此只要定期排尿或用利尿劑增加尿量，便有助於維持化合物在尿液中的濃度梯度，進而促進毒物排泄。

用碳酸氫鈉治療苯巴比妥中毒便是實際應用：在生理學上可達到的 pH 範圍內，增加弱有機酸物質（如苯巴比妥〔酸度係數等於 7.2〕）的游離百分比，再使尿液鹼化，從而增加苯巴比妥的尿液排泄量。還有另一個例子，給予碳酸氫鈉可以加速水楊酸鹽的排泄；用類似的方式使尿液酸化，便可用於增加藥物濫用者身上弱鹼（如苯環利定）的排泄。

外來物質也能透過主動分泌而排入尿液。毒物被血液吸收後，運到腎近端小管的細胞中，隨後從毒物排到腎小管液中，腎小管液再形成尿液。這段排泄毒物的過程，說明了在人類腎臟中表達、直接與毒物動向有關的各種載體蛋白家族，以及許多其它載體蛋白

（例如特定的葡萄糖載體蛋白），主要影響內生性物質的流動。

載體蛋白可能在細胞膜上發揮作用，藉由排出或流入幫浦，促進底層膜的載體蛋白將外來物質運輸至血液或腎小管，使腎小管分泌（將毒物從血液分泌到腎小管內），或使腎小管再吸收（將毒物重新吸收進血液）。

因此腎功能活性（可能因接觸毒物而改變）也可以藉由確定載體蛋白受質（例如廣泛使用的有機陰離子對氨基馬尿酸〔PAH〕）的腎臟清除率來評估。

從糞便排泄

糞便排泄是消除外來物質的第二個主要途徑，這是一個複雜的過程，不若尿液排泄如此清楚。可能是因為直接清除了胃腸道中未吸收的毒物，並透過膽汁輸送到胃腸道進而成為糞便排出，或是從腸上皮細胞分泌到腸腔內物質而成功排泄。

但是，一些基本上被完全解離的大分子和一些高分子量化合物完全無法被吸收。例如，聚合物或四級銨鹽鹼的腸吸收非常有限。

因此，經由口腔進入胃腸道的蔗糖聚酯、銷膽胺或巴拉刈，大部分都可以在糞便中發現。在某種程度上，胃腸道不去吸收毒物反而有助於大多數毒物從糞便排泄。導致毒物藉由糞便排泄的另一個因素是腸道分泌物，使得毒物可能透過被動擴散進入腸上皮細胞，或藉由載體蛋白調控的過程而從糞便排泄出去。

從膽汁排泄

由膽汁排泄是促進毒物從糞便排泄的重要來源，對於代謝物的排泄甚至更為重要。從胃腸道吸收毒物後，肝臟主要負責去除血液中的毒物，因為來自胃腸道的血液在進入全身循環之前會藉由肝門靜脈循環通過肝臟，因此毒物可以被肝臟萃取吸收，從而防止其分布到其它部位。肝臟也是毒物生物轉化的主要部位，轉化後的毒物代謝物便會直接排入膽汁中。透過這種方式，肝臟可以在毒物及其代謝物進入全身循環前將之去除，稱為「首關效應」。此外，排入膽汁的外來物質及／或其代謝物若進入腸道，便會隨糞便排泄。但是如果毒物的性質有利於再吸收，便可能會在腸肝之間循環。

與血漿蛋白結合的毒物可主動藉由膽汁排泄，然而決定毒物是排入膽汁還是尿液的因素至今仍無法確定。一般而言，低分子量化合物（<325）很難排入膽汁，而分子量超過約 325 的化合物或其結合物則可大量由膽汁排泄。穀胱甘肽和葡萄糖醛酸共軛物高度偏好排泄到膽汁中，但是膽汁排泄毒物的情況存在明顯的物種差異，影響該物質的生物半衰期及毒性。因此，很難將物種歸類為「好」或「差」的膽汁排泄生物，但總體而言，大鼠和小鼠往往是比其它物種更好的膽汁排泄生物。

排泄到膽汁中的外來物質，通常根據膽汁中的濃度與血漿中的濃度比分為三類：A 類物質的比例接近 1，包括鈉、鉀、葡萄糖、汞、鉈、銫、鈷；B 類物質的膽汁與血漿的比率大於 1（通常在 10 ～ 1000 之間），包括膽酸、膽紅素、鉛、砷、錳和許多其它外來物質；C 類物質的比率低於 1，例如菊糖（菊苣纖維）、白蛋白、鋅、鐵、金、鉻。快速排泄到膽汁中的化合物通常是 B 類物質，但是，即使膽汁中的化合物濃度並不高，膽汁排泄仍需定量進行。例如，汞這種緩慢消除的物質不會集中在膽汁中，但是膽汁卻是汞的主要排泄途徑。

膽汁排泄主要受出現在小管膜上的外來物質載體蛋白調節，這些載體蛋白包括 MRP2、BCRP、MDR1（PGP）、MATE1、BSEP，各有不同的功能：MRP2 對於膽汁排泄非常重要，因為它負責有機陰離子的運輸，包括許多外來物質的葡萄糖醛酸和穀胱甘肽共軛物；BCRP 對毒物的硫酸鹽結合物具有特殊的親和力；MDR1（PGP）可將多種受質（但主要是有機鹼）運輸至膽汁中；MATE1 專門參與有機陽離子的膽汁排泄；BSEP 會影響膽汁鹽的分泌和膽汁流量的調節。

　　與膽汁排泄有關的重要概念是腸肝循環現象。化合物排入膽汁後，便進入腸道，在該處可以被重新吸收或隨糞便清除。許多有機化合物在排入膽汁之前，便先與 UDP- 葡萄醣醛酸、硫酸鹽或穀胱甘肽結合，而這些極性代謝產物的脂溶性不足，不會被重新吸收。但是，在腸道微生物群中發現的酶可能會水解葡萄糖醛酸和硫酸鹽共軛物，導致代謝物釋放出更多脂溶性成分，提高了再吸收的可能。

　　舉例來說。穀胱甘肽三肽由腸道或胰臟肽酶水解，並釋放半胱氨酸（Cysteine）共軛代謝物之後，在肝臟中形成的某些穀胱甘肽共軛物對腎臟具有毒性，這些半胱氨酸共軛物在腎臟中進一步活化為

毒性更高的毒物，像是三氯乙烯和六氯丁二烯的腎臟毒性便是在穀胱甘肽共軛後才發生，這便說明了穀胱甘肽共軛物在腸道內水解、再吸收後，到肝臟重新活化，反而造成了毒性。

這些因水解而被釋放的毒素，經由腸道再吸收後完成了一個循環，化合物可以返回肝臟，在肝臟中再次被代謝並排泄回膽汁中。

反覆進行的腸肝循環可能導致體內毒物的半衰期很長。因此，腸肝循環最好被中斷，盡速從體內消除有毒物質。這種終止腸肝循環的原理，已用於治療二甲汞（Dimethylmercury）中毒：攝入多硫醇樹脂（Polythiol resin）會與汞結合，能夠阻止其再吸收。

一些化合物的毒性也可能與膽汁排泄直接相關，例如，幾種外來物質和藥物排入膽汁後增加腸毒性。這是因為在腸道中可能會發生去接合（Deconjugation），導致腸道中化學物質的濃度很高，這個現象可以在使用非類固醇消炎藥和抗癌藥的患者身上觀察到。不過，使用非類固醇消炎藥所引起的腸潰瘍，可藉由膽管結紮手術消除。

最近，已發現抗癌藥物抗癌妥（Irinotecan）可在人類和大鼠體內引起嚴重的胃腸道毒性（嚴重腹瀉），由於抗癌妥作用的機制涉

及新陳代謝，為活性代謝產物，更是載體蛋白 MRP2 的良好受質。若在服用抗癌妥的同時由 MRP2 調控膽汁排泄，便會導致腸腔內有毒代謝物的濃度升高，繼而對胃腸道產生毒性。因此，如果要使用抗癌妥，便需要抑制 MRP2 功能來減緩抗癌妥對腸胃的毒性。

從呼吸排泄

在正常體溫下，氣相物質主要由肺部清除，而處於平衡狀態的揮發性液體與肺泡中的氣相物質也可能通過肺排出。通過肺排出的液體量與其蒸氣壓成正比，因此某些高揮發性液體（例如乙醚）和某些揮發性麻醉劑（一氧化二氮）幾乎全部由肺排泄，這就是為何可以用呼吸分析儀測試來判定人體中的酒精（乙醇）含量的原因。

目前尚未發現能夠藉由肺排泄毒物的專門運輸系統。我們已知肺中有一些外來物質載體蛋白，包括 MRP1 和 MDR1，但總體而言，藉由呼氣在肺中排泄的化合物通常是以簡單擴散的方式消除。在肺部，氣體的消除與氣體的吸收速率大致成反比，因此，在血液中溶解度低的氣體（例如乙烯）會迅速排泄，而溶解度較高的氯仿

被肺部清除的速度則非常緩慢。舉例來說，麻醉幾小時後，呼出的氣體中可能仍有微量濃度的高度脂溶性麻醉氣體（如氟烷和加氧甲乙醚），且長達 2～3 週，這種長時間的滯留是由於這些高度脂溶性毒物沉積在脂肪組織且移動緩慢所致。整體而言，血液中溶解度低的氣體的消除速率受到灌流限制，而血液中溶解度高的氣體的消除速率則受到換氣限制。

從腦脊髓液排泄

腦脊髓液（CSF）是大腦去除毒物的專門途徑，所有化合物都能以大量的腦脊髓液流過蜘蛛膜絨毛離開中樞神經系統。除此之外，脂溶性毒物也可以在腦血管障壁排出，或能使用血液－腦脊髓液屏障中存在的運輸系統，藉由主動運輸從腦脊髓液中去除毒物。

從乳汁排泄

乳汁中夾雜有毒化合物的議題極為重要，因為毒物可能與乳汁

一起從母體傳遞給後代，或是從乳牛經由乳製品傳遞給人類。

　　透過簡單擴散，毒物便會被排入乳汁中。由於乳汁的 pH 值為酸性（約 6.5），因此與酸性化合物相比，鹼性化合物可能會濃縮集中在乳汁中。更重要的是，乳汁由 3 ～ 4% 脂質組成，分娩後初乳的脂質含量甚至更高，這代表脂溶性毒物可與脂肪一起從血漿擴散到乳腺中，並在泌乳期間隨乳汁排出。目前已經發現了許多在脂肪中累積的化合物，例如阿特靈（Aldrin）、氯丹（Chlordane）、DDT、多氯聯苯和多溴聯苯、2,3,7,8- 四氯二聯苯戴奧辛和呋喃（Furans）皆曾在人類乳汁中偵測出來，成為化合物排泄的主要途徑。最近，在乳汁中檢測到其它環境暴露相關的化合物，例如硝基麝香香料成分、雙酚 A（BPA）和四溴雙酚、多溴二苯醚（PBDEs）和替代鹵化滯焰劑（AFR），雖然目前尚不清楚這些化合物的存在是否直接導致可能的不良反應，但可以預料到乳汁分泌與毒物排泄的關聯越來越高。

　　除此之外，在乳腺上皮組織中也能檢測到一些載體蛋白，例　如 OCT1、OCT3、OCTN1、OCTN2、OATP-A、OATP-B、OATP-D、OATP-E、MRP1、MRP2、MRP5、MDR1、CNT1、

CNT3、ENT1、ENT3、NCBT1、PEPT1、PEPT2，這些載體蛋白可能結合了某些毒物，造成母體中毒污染，並在母體代謝的途徑中，透過乳汁傳遞到嬰兒，直接增加了受乳嬰兒或乳製品消費者接觸多種毒物的風險。

從汗水及唾液排泄

汗水及唾液中排泄的毒物數量很少，通常取決於毒物的非離子化以及脂溶性形式的擴散。排泄至汗液中的毒物可能會引起皮膚炎，而從唾液中排泄的物質進入口腔後，通常被吞入並被胃腸吸收。

人體自身的排毒機轉：穀胱甘肽

前述提到了穀胱甘肽的解毒功用，但除了藉由共軛反應解毒外，穀胱甘肽更是重要的排毒酵素。以下，我們將專門介紹這個人體最重要的蛋白質。

穀胱甘肽，又稱 GSH，是由三種氨基酸麩胺酸、半胱胺酸及甘胺酸所組成的小分子蛋白質，為人體抗氧化酵素（穀胱甘肽過氧化酵素，Glutathione Peroxidase，GPx）的重要成分，可幫助人體細胞對抗自由基，避免疾病。人體細胞可自行合成穀胱甘肽，在肝臟跟腎臟中濃度較高，且除了抗氧化之外，它也可協助細胞與組織排除毒素，是重要的解毒劑。除此之外，穀胱甘肽也是體內新陳代謝重要的營養成分之一，讓人體各種生理代謝功能可以穩定與順暢作用。

然而，人體內的穀胱甘肽會隨著老化、壓力、不良飲食、不良生活習慣、肥胖、抽菸等而減少。研究指出，若體內穀胱甘肽濃度不足，心血管疾病、肝臟病變、退化性神經疾病、老化等疾病風險就會大增（參照表 4.2）。因此，如何從食物中補充穀胱甘肽變成現代人飲食不可或缺的重要一環。

心血管疾病	心臟病、中風
肝臟病變	肝炎、肝硬化、肝癌
退化性神經疾病	中風、帕金森氏症、亨丁頓式跳舞症及肌萎縮性脊髓側索硬化症
新陳代謝退化	肥胖、高血壓、高血脂
免疫力疾病	感冒、慢性疲勞、過敏性疾病、免疫機制不健全、紅斑性狼瘡
老化性疾病	老人痴呆症、白內障、骨關節炎、便祕、骨骼疏鬆、高血壓、糖尿病
癌症	腫瘤生長、癌細胞擴散

▲表 4.2 缺乏穀胱甘肽可能造成的疾病：從圖表顯示，多數老年退化疾病都跟穀胱甘肽有關

穀胱甘肽的功能

穀胱甘肽是人體內抗氧化劑中，數量最豐富、效率最好的營養素，不僅可以對抗體內產生的自由基，也可以去除外來的自由基，幫助細胞維持健康的生活狀態。在很多的文獻中已經提到，外來物質進入人體後會產生自由基，大肆破壞組織跟細胞，若人體沒有穀胱甘肽去對抗，就會難以生存。此外，更有文獻說到：如果一個人

想要保持青春與長壽，就必須提高體內的穀胱甘肽含量。也就是說，我們體內細胞中的穀胱甘肽如果含量很高，就很有可能比較健康長壽，如果含量明顯偏低，就很有可能生病或是減少壽命。

穀胱甘肽有多重要呢？

既然它可以跟生命息息相關，那就得好好的探討一下穀胱甘肽對身體究竟有多重要？首先是在臨床上可能的運用，根據研究指出，補充我們人體內的穀胱甘肽含量，最起碼可以具有下列 8 種效用（參照圖 4.4）：

◆ **減緩老化**：包括拉高帕金森氏症、阿茲罕默症發作的年齡，延緩白內障與黃斑病變的發生時間。

◆ **改善消化系統不適**：改善發炎性腸道疾病、輕度肝炎，食品不耐受性、消化不良，同時改善營養不良的現象。

◆ **預防心血管疾病**：可以防止心臟病、中風、血管硬化以及再發性血管硬化，甚至可以預防血液灌流後引起傷害。

◆ **增強免疫力**：包括對抗病毒，防止細菌感染，甚至預防一些

自體免疫功能失常的疾病，避免罹患慢性疲勞症候群，以及預防免疫力受到破壞所引起的疾病。

◆ **減少癌症發生的風險：** 穀胱甘肽在體內的含量高，可以明顯抑制腫瘤細胞的異常生長與擴散，並可能從而防治癌症的發生，因為穀胱甘肽可以透過自身的氧化還原能力消除致癌物及多數可能引起基因突變的化學物質，並延緩 DNA 受到過度氧化的時間，減輕化學治療和放射線治療所引發的副作用。

◆ **改善新陳代謝：** 一般來說，多數代謝上的問題都可以透過穀胱甘肽來改善並增強，因為穀胱甘肽可以用來作為抗氧化劑，而且，維生素 C 和 E 都是透過穀胱甘肽來發揮作用，才能降低身體的壓力，減少體內膽固醇和低密度脂蛋白受氧化的程度。

◆ **防止肺部疾病的發生：** 包括預防、改善腹部組織或細胞纖維化狀態病變所發生的疾病，降低氣喘和慢性支氣管炎發病的機率。

◆ **在毒物學上的應用：** 穀胱甘肽在解毒方面的效果深受肯定，

可以處理的範圍包括：止痛藥使用過量；吸入大量的香菸、廢氣、懸浮微粒在內的有毒物質；接觸過量重金屬、殺蟲劑等汙染物。此外，在人體中負責解毒的肝臟和腎臟中，穀胱甘肽含量非常高，專門用來排除藥物代謝過後產生的毒化物。

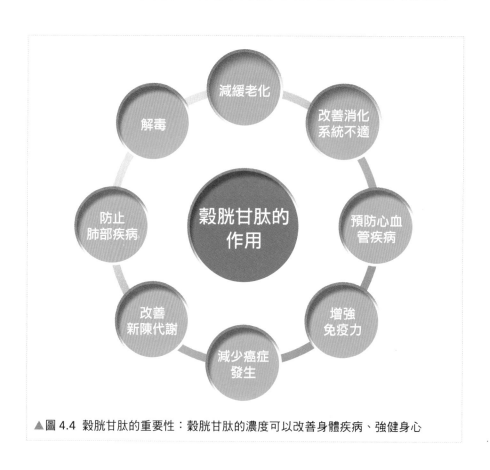

▲圖 4.4 穀胱甘肽的重要性：穀胱甘肽的濃度可以改善身體疾病、強健身心

穀胱甘肽的解毒作用

我們的身體每一個組織與細胞都有自己建構的抗氧化防禦網，負責對抗癌症、環境汙染和身體老化，其中之一就是在對抗具有高度危險性和破壞性的氧化還原物質，俗稱「自由基」。自由基是什麼？若把汽車燃燒完燃料後會排放 PM$_{2.5}$ 拿來比喻，自由基便是體內的細胞再攝取完食物和氧氣之後，所產生的廢棄物。

從前述可知，自由基最喜歡「氧化作用」。我們可以用自然界常見的變化來解釋氧化作用，例如金屬生鏽、蘋果腐爛、沙拉油會酸壞，以及人類的老化等，都是氧化作用的一種。但對於人類來說，自由基並不是只侷限在造成老化而已，它還會破壞細胞膜，造成細胞死亡；破壞基因結構，造成細胞突變，引發癌症的發生。當然，氧化作用也會分解脂肪，包括好的脂肪、壞的脂肪和膽固醇，嚴重的話會傷害血管，導致動脈硬化、心臟病和中風。

還有很多疾病的成因都是來自於體內氧化壓力不平衡，其根源很可能是自由基傷害了免疫系統。這種損害人體的行動，會在我們鍛鍊身體、有氧運動、健身等需要大量氧氣的運動時產生，也會在

疲勞、生病、發炎，受到毒素汙染和放射線照射時出現。然而，正如前述所提到的，穀胱甘肽是人體內最重要的抗氧化劑，若體內穀胱甘肽的含量提升，便可以解除氧化還原過程中自由基的毒性，避免自由基傷害免疫系統，從而減少對人體造成的傷害，也可以預防疾病發生、治療疾病，甚至幫助復原。此外，穀胱甘肽是小分子的蛋白質，免疫細胞可以快速吸收並增強解毒能力，讓剛痊癒的病患的免疫功能提升，簡單來說就是恢復人體免疫系統的反應能力。所以，穀胱甘肽不僅是具有解毒的功效，它也同時具備預防和治療的能力。

我們體內最主要負責解毒與排毒的器官是肝臟和腎臟，如圖 4.5 所示，若以腦部的穀胱甘肽含量為 1 當做標準，心臟的穀胱甘肽是腦部的 1.6 倍，肺臟是 1.9 倍，而腎臟含有腦部的 2.7 倍，肝臟中更高達 4.9 倍，可見穀胱甘肽的含量大大影響了不同器官中解毒能力。

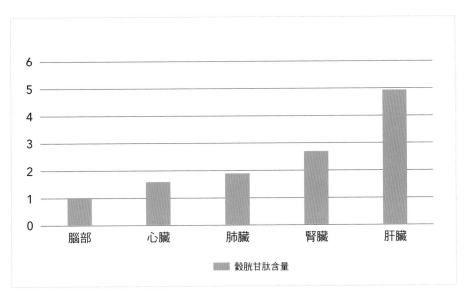

▲圖 4.5 各臟器的穀胱甘肽含量比較：每個臟器裡穀胱甘肽的濃度都不同，其中以肝臟最多、腦部最低

5

毒性如何
侵蝕身體機能？

毒性是指毒物損害生物體的程度，包含對整個生物體（例如動物、細菌或植物），以及對細胞或器官的影響。 一般衡量影響毒性的因素，主要是衡量它對標的部位（生物體、器官、組織或是細胞）發生的作用，因為不同的個體對相同劑量的有毒物質反應並不相同。

毒物的純度也很重要，當毒物內摻雜了其它毒物時，可能也會增加毒物的毒性，如殺蟲劑中毒的原因除了殺蟲藥之外，可能也因殺蟲劑內含有劇毒物質戴奧辛，美軍在越戰時使用的「橘劑」TCDD（2,3,7,8-tetrachlorodibenzo-p-dioxin）就是如此。

如何評估毒性的效果？

一般狀況下，在涉及動物或人類受試者的實驗中，藉由實證確認對外來物質吸收、分布和消除的狀況，是研究毒物動向最可靠的方法。但是，此類研究可能需要開發複雜的分析方法、使用放射性化合物，而人體研究則需要受控制的實驗室條件及持續監控，使得這些類型的研究並非總是實際可行的方案，因此科學家已經開發出各種計算模型、非動物工具或體外細胞系統來預測藥物和毒物的動向特性。

以下簡要介紹幾種使用最廣泛的評估模型，但要注意的是，這是一個動態且快速變化的研究領域。通常這些模型在研究吸收和排泄，特別是膽汁排泄方面的精準度更高，而組織分布，尤其是標的器官劑量測定法，也可以用藥物動力學模型進行評估。

從脂溶性物質吸收來評估

毒物最重要且普遍的特徵就是脂溶性，目前生活中常見的毒物

都屬於脂溶性毒物，包括黃麴毒素、熱帶性海魚毒素、農藥、戴奧辛等，因此評估脂溶性毒物進入人體後的吸收格外重要，科學家也研發出多種模型來估算毒物的脂溶性程度。另外，基於前文概述的一般原理，科學家已開發了用於估算滲透率的計算工具，能以所計算的 log P 的函數（C log P）、分子量，以及氫鍵施體和受體的存在，來預測毒物吸收的情境。

當毒物的分子量大於 500、Clog P 大於 5，且擁有 5 個以上的氫鍵施體、10 個氫鍵受體，便可以推估此類毒物進入人體後可能會吸收不良。由於這四個基準都與 5 有關，因此又被稱為「5 的規則」。

其中一個被廣泛用來評估脂溶性毒物滲透性的實驗模型，便是人類結腸腺癌細胞株 Caco-2，Caco-2 是從人體直接取出來並在培養皿中飼養的細胞，擁有融合的上皮單層，具有明確的緊密連接及頂端表面上的典型微絨毛，且擁有多種外來物質載體蛋白，可以用來模擬毒物進入人體後的腸道吸收、代謝過程。

另一個用來預測脂溶性毒物吸收的模型，是利用人造膜。在人工膜藥物滲透性測驗（Parallel Artificial Membrane Permeability Assay，PAMPA）中，便是使用人造膜來評估脂溶性毒物的滲透。人造膜缺少

了人體會有的載體蛋白或細胞間隙，有助於評估脂溶性毒物如何藉由不用消耗能量的被動擴散進入人體。

　　除了針對毒物入侵人體細胞的評估外，皮膚切片樣本也是評估脂溶性毒物從體外系統侵入的模型。除了上述三種模型外，科學家還建立了強調 log P 和分子大小的數學模型來評估脂溶性毒物的滲透情境，且使用頻率越來越高。

肝膽排泄的評估

　　肝膽排泄是人體排毒的重要環節，因此從肝膽排泄來評估毒物的毒性效果，有助於評估外來載體蛋白進入人體後的功能。目前常見的評估模型，是透過將特定器官分離的膜囊泡或細胞系統來預測。

　　除此之外，科學家也開發了初代肝細胞培養模型，用來推估毒物進入人體後，與載體蛋白結合的關係，以及載體蛋白在吸收和排泄毒物過程中的調控作用。

　　三明治培養人類肝細胞（Sandwich-Cultured Human Hepatocyte，

SCHH）便是用來預測膽汁排泄和藥物引起的肝損傷的標準的標準模型。科學家從人體擷取肝細胞後，在兩層凝膠狀膠原蛋白之間培養（因此呈三明治結構），保留了肝細胞在人體中的分子和生化特質及特性，也保留了形成膽汁排泄所需的小管網路。藉由這個實驗，我們可以準確評估毒物進入肝膽排泄後的累積程度，並研究毒物代謝與體內運輸之間的相互作用。

這種三明治培養人類肝細胞模型主要在體外培養，不但可以評估肝膽動向，對於無顯著活性攝入的藥物或毒物的擴展清除率的預測，也比實驗動物（猴子、大鼠、狗）的體內模型預測來得更精準，便可大幅度減少實驗動物犧牲的數量。

毒性與標靶分子間的關係

影響毒性最關鍵的因素便是劑量與時間。在合理的時間內及濃度下，毒性對生物系統的反應，可以用劑量與時間之乘積來表示（劑量 × 時間）。

急性反應多為短時間或高劑量暴露，而慢性中毒多為長時間或低劑量的暴露。通常慢性中毒是毒物分了幾次施用或暴露，單次劑量濃度很低，且毒物排出速度非常慢，造成的危害並不明顯，很可能會被忽略，導致難以根治。然而，將接觸的間隔時間拉長，便可減少毒物帶來的毒害。因此，只要限制施作藥物的工人之工時，或要求工人定期休假，便可以讓工人有充分的回復期，進而減少或防止中毒。

此外，毒物的體積與濃度、季節變化、不同生物品種、遺傳、營養、飲食狀況、性別與荷爾蒙情況、年齡、成熟度及體重、溫度、壓力、輻射、噪音及濕度等也都是會影響毒性的關鍵因素。

所謂的標靶分子，意即化學物質在進入身體後，所瞄準的特定細胞分子。標靶分子的屬性、毒物與標靶分子之間的反應類型，以

及毒物對標靶分子的影響，皆會決定毒物與標靶分子如何作用，進一步造成毒性，引發功能障礙或傷害。此外，某些生物（微）環境中，若關鍵的內生分子、細胞胞器、細胞和器官功能受到干擾，便可能引發毒性。

標靶分子的屬性

決定標靶分子是否與毒性相關的關鍵要素有三：（1）毒物與標靶分子反應，並對標靶分子的功能產生不良反應的能力；（2）毒物在侵蝕的目標部位是否達到有效濃度；（3）是否以與毒性機轉相關的方式改變目標部位，通常毒物侵蝕的目標是最普遍且與毒理學相關的大分子，例如核酸（尤其是 DNA）、蛋白質、膜脂質。

只要毒物的濃度足夠，任何內生化合物（人類身體內自行產生的化合物）都可能成為毒物侵蝕的目標。例如，合成甲狀腺激素所需的甲狀腺過氧化酶，會將一些親核外來物質（如 Methimazole、Amitrole、間苯二酚）轉化為反應性自由基，這種代謝產物便會使甲狀腺過氧化酶失去活性並降低甲狀腺素（T4）的濃度，導致甲狀腺

機能減退。但是，毒物促成的內生化合物轉化物（如代謝物）也可能從其形成部位擴散，與更遠的侵蝕目標部位相互作用。例如，N-甲基-4-氨基偶氮苯的芳基氮化物離子代謝物在細胞質中形成，但很容易將 DNA 當作侵蝕目標；由氯乙烯在肝細胞中形成的氯乙烯環氧，會與鄰近的內皮細胞中的 DNA 反應，導致肝血管肉瘤。

並非所有毒物和標靶分子結合均有害。例如，一氧化碳（CO）因阻止氧與亞鐵（Fe^{2+}）血紅素結合而導致毒性，但是一氧化碳若與細胞色素 P450 中的亞鐵結合，卻幾乎或完全沒有毒性。另外，與蛋白質共價結合通常有害，但若共價結合避免了毒物攻擊原本的目標部位，則可以解毒。例如，有機磷殺蟲劑與血漿膽鹼酯酶的共價結合，是抵消乙醯膽鹼酶磷酸化的重要保護機制。儘管已經證實毒物可與各種細胞內和結構蛋白質共價結合，但是通常不確定哪種修飾的蛋白質可能導致中毒。

另一個例子。研究顯示，比較乙醯胺酚（APAP; 4'-hydroxyacetanilide）和其非肝毒性區位異構物 3'-hydroxyacetanilide 之間共價結合的概況，可用來鑑定可能與肝損傷有因果關係的蛋白質修飾。亦即，一般認為毒物與非肝毒性同質異構體的蛋白質共價結合不具毒性；但

乙醯胺酚與非肝毒性同質異構體不同的蛋白質共價結合，卻更可能引發毒性。這就表示，毒物是否有毒，最大的關鍵點就在於是否有與相對應的標靶分子結合。

相互作用方式

毒物與標靶分子的相互作用主要分為非共價或共價反應：所謂的共價結合，就是指兩個原子因電負性相似，而透過共用電子的方式結合；而非共價結合，便是指兩個原子沒有共用電子。這兩者的最大差異，便是結合後新化合物的穩定性。共價結合因為共用了電子，穩定性較高，而非共價結合則穩定性較低。除了以上兩種結合方式外，也有其它反應，包括奪氫、電子轉移，或酶化反應（參照表 5.2）。

• 非共價結合

非共價結合是有毒物質及其標靶分子相互結合的一種方式，包括細胞膜或細胞內受體、離子通道、某些酶之間無極性的相互作用，但在大多數情況下，由於束縛能相對較低，非共價結合都是可

逆的，因此在中毒之後，可用非共價的方式解毒。

　　絕大多數的毒物與標靶分子的結合都屬於非共價結合，因為毒物多半透過非共價結合來與肝或腎的細胞結合，產生毒性。例如殺鼠藥番木鱉鹼（Strychnine）會與老鼠脊髓中運動神經元上的甘胺酸受體結合，影響老鼠的神經系統並造成死亡；戴奧辛與芳香烴受體（AhR）結合後，進入人體的細胞核中，改變人體的基因表現，提高罹患癌症的機率。

● 共價結合

　　共價結合是不可逆且會永久改變內生分子，言下之意，共價結合所造成的毒性一般都比較嚴重。舉例來說，重金屬鉛傾向共價結合，當鉛離子進入身體，與血漿蛋白共價結合、運送到全身，便會影響神經系統運作，導致腦部病變等症狀。

　　共價鏈結物的形成對親電子毒物而言很常見，因為會與蛋白質和核酸中的親核原子反應結合。一般而言，軟親電子劑傾向於與軟親核劑反應（兩者的電荷／半徑比均較低），而硬親電子劑較易與硬親核劑反應（兩者的電荷／半徑比均較高）。所謂的軟親電子劑

跟硬親電子劑的差異，最主要就在於進行離子交換時的主動性；硬親電子劑會主動搶離子，而軟親電子劑則是被搶離子的一方。這樣的差異便會影響與毒物結合的標靶分子屬性，例如，硬親電劑的烴基碳正離子會與同樣類型的硬親核劑如核酸中的氧結合，搶走氧的離子。

在金屬離子中，銀和汞等是軟親電子劑，可與軟親核劑（特別是硫醇基）共價反應，而鋰、鈣、鋇則是硬親電劑，因此優先與包括羧酸鹽和磷酸鹽陰離子的硬親核劑反應；介於這兩個極端之間的金屬（如鉻、鋅、鉛）則普遍與親核劑反應結合（參照表 5.1）。舉例來說，軟親電子劑過氧化氫與軟親核蛋白質硫醇基（Prot-SH）之間的共價反應具有特殊的生物學意義，因為會產生有助於人體調節蛋白質的蛋白質次磺酸，如下所示：Prot-SH + HOOH → Prot-S-OH + HOH。

硬親電子劑	鋰、鈣、鋇	與硬親核劑結合，如羧酸鹽
中介	鉻、鋅、鉛	與親核劑結合
軟親電子劑	銀、汞	與軟親核劑結合，如硫醇基

▲表 5.1 共價結合的方式：重金屬基本上可分成硬親電子劑、中介、軟親電子劑，會與不同的親核劑結合

• 電子轉移

某些化學物質可將血紅素中的亞鐵（Fe^{2+}）氧化為三價鐵離子（Fe^{3+}），產生氧化血紅素（metHb），使攜帶氧氣能力降低而產生毒性。例如：亞硝酸鹽可以氧化血紅素中的亞鐵，而二胺苯碸羥胺氫過氧化物（包括脂質氫過氧化物），也可能產生蛋白質－次磺酸、蛋白質－二硫化物和穀胱甘肽化蛋白質，影響氧化還原訊息的傳遞。

除此之外，奪氫反應也是一種電子轉移。中性自由基很容易從內生化合物中抽取氫原子，將化合物轉化為自由基，舉例來說：從硫醇（R-SH）抽取氫會生成含硫自由基（R-S˙），與氫氧根自由基重組後會形成次磺酸（R-S-OH）。自由基亦會從氨基酸的甲烯（CH_2）基團中除去氫，並將其轉化為羰基，而羰基可以與胺共價反應，與其它蛋白質或 DNA 形成交聯。

然而，蛋白質－次磺酸中的 S 原子親電子，會與同一蛋白質的另一個硫醇基、其它蛋白質或穀胱甘肽進一步產生電子轉移，分別形成分子內二硫鍵、分子間二硫鍵，或蛋白質與穀胱甘肽混合的二硫鍵。若從脂肪酸中奪氫則會產生脂質自由基，並引發脂質過氧化作用，進一步產生致癌產物。

• 酶化反應

　　自然界中的許多毒素會抑制重要的酶功能，藉以引發毒性。例如，來自植物的蓖麻毒素和相思子素皆屬於 N- 醣苷酶，可水解核糖體 RNA 中的特定糖苷鍵，阻止蛋白質合成；肉毒桿菌毒素是一種鋅蛋白酶，可水解神經傳導物質乙醯膽鹼胞吐作用（Exocytosis）所需的融合蛋白，防止神經傳導物質釋放並導致生物體麻痺；脂質氫過氧化物（LOOH）也是一種鋅蛋白酶，可使致裂物質活化的蛋白激酶激酶（MAP2K）失去活性，藉此中斷許多訊號轉導途徑。

　　還有一個酶化反應中介毒性的例子是細菌毒素，可催化二磷酸腺苷酸核糖從從煙醯胺腺嘌呤二核苷酸（NAD⁺）轉移至特定蛋白質，進一步使白喉毒素阻斷延長因子 2（EF2）抑制蛋白質合成功能。

　　由此可知，大多數毒物都會與標靶分子產生化學反應，有時甚至不只一種。例如，醌是電子受體，可以引發硫醇氧化或自由基反應，繼而導致脂質過氧化；但它也可以充當軟親電子劑，並與蛋白質硫醇共價結合。

　　另一個例子。鉛離子是軟親電子劑，可與 δ - 胺基乙醯丙酸脫

水酶中的關鍵硫醇基共價結合，從而抑制血基質合成。但是，當鉛從膜通道中置換出鈣時，鉛也可能是硬親電子劑。由此例可知，不同的毒物遇到不同的標靶分子時，產生的化學反應也不同。

	特性
非共價結合	1. 束縛能較低 2. 可逆
共價結合	1. 毒性較嚴重，不可逆 2. 常見於親電子毒物
電子轉移	1. 毒物強迫特定內生化合物氧化，進而產生毒性 2. 奪氫反應會強奪內生化合物的 H 原子，使得內生化合物轉成自由基並造成毒性
酶化反應	1. 促使酶失去活性進而造成毒性 2. 增加酶活性造成毒性

▲表 5.2 毒物與標靶分子的作方式：作用方式的不同便會影響毒性的形成

造成的後果

毒物會攻擊細胞體內的「標靶分子」並造成毒性，程度取決於標靶分子本身的特性與功能。如果標靶分子會參與細胞訊號轉導和調節，那麼中毒便會導致基因表現或細胞功能改變。如果標靶分子主要參與細胞生存的基本功能，標靶分子與細胞的作用方式，便會影響細胞死亡的方式（參照表 5.3）。

細胞功能失調

基本上基因表現的過程相當複雜，其中的轉錄過程及一連串訊號轉導反應也涉及了許多機轉途徑，毒物只要影響任一過程，便能改變細胞調節和基因表現。此外，有許多細胞受體的功能是將訊號傳遞到基因的調節區域或功能蛋白，因此毒物若啟動下游受體可能會改變基因表現，進一步導致細胞死亡或是提升致癌風險。

中毒也會改變蛋白質的磷酸化狀態，可能會啟動或抑制某些基因表現的功能，像是控制細胞生命程序會影響基因表現，而調節正

在進行的活動的程序會影響功能性蛋白質的活性，造成神經傳導失調。

　　但是，由於許多細胞體內訊號網路的分支複雜且相互連接，通常改變一個訊號，就能夠同時引起許多基因表現及細胞功能反應的變化，造成多種細胞失調，進一步引發細胞凋亡。

基因轉錄失調

　　基因表現的功能在於正確傳遞來自基因的遺傳訊息，並於基因表達過程中所產生的 RNA 或蛋白質之中使用。遺傳訊息會從 DNA 轉錄成信使 RNA（mRNA），再轉譯為蛋白質。還有其它非編碼 RNA，包括微小 RNA（miRNA）與短小干擾雙股 RNA（siRNA）。其中，miRNA 是短序列，通常長度為 20 ～ 25 個鹼基對，源於 RNA 轉錄物的區域，這些區域會向後折疊形成短髮夾狀，而 siRNA 則是從較長的雙股 RNA 區域產生。細胞體內的 miRNA 和 siRNA 都會干擾互補核苷酸序列以抑制蛋白質合成，用來避免特定基因表現。舉例來說，現在有些新型殺蟲劑會藉由干擾 RNA，來抑制病蟲形成蛋白質的基因，進而導致病蟲死亡。

暴露過量的毒物可能使基因表現改變，導致細胞及組織變化。基因轉錄的過程，主要受轉錄因子（Transcription Factors，TFs）與 mRNA 和 miRNA 基因調節區域或啟動子區域間的相互作用所控制。正常來說，人體會藉由結合啟動子區域中獨特的核苷酸序列，再由配體和訊號啟動的轉錄因子促進或阻礙轉錄前起始複合體的形成，進而提高或抑制轉錄的效率。然而，毒物可能與轉錄因子（或轉錄前起始複合體的其它成分）相互作用並改變基因的啟動子區域，進而導致中毒。

人體內有數種會自行生成的化合物，例如內分泌激素（如類固醇和甲狀腺激素）及維生素（維生素 A 酸類和維生素 D），皆會透過結合並啟動轉錄因子或細胞內配體來影響基因表現。但是，許多外來物質也會模仿這些天然配體。例如降血脂藥物氯貝丁酯（Clofibrate）、其它纖維酸鹽降脂藥物、塑化劑（鄰苯二甲酸酯）及實驗性化合物 Wy-14,643，都可以替代多元不飽和脂肪酸，成為過氧化體增殖劑活化受器 α（PPARα）的配體。

除此之外，環境激素（如 DES、DDT、雙酚 A）也可以替代雌激素受體（Estrogen Receptor，ER）的內生配體，舉例來說：戴奧辛

是芳香烴受體公認的配體，一旦兩者結合並進入人體之中，便提升致癌風險。

配體啟動的轉錄因子控制許多細胞基本功能，因此，不當活化轉錄因子通常會造成細胞不當增生或誘導細胞死亡進而致病。例如：類皮質醣受體促效劑（地塞米松〔Dexamethasone，DXMS〕）會誘導類淋巴細胞凋亡，這是治療淋巴惡性腫瘤時的理想反應，但在許多細胞上卻非如此；戴奧辛會誘導胸腺細胞凋亡，因而使胸腺萎縮。

還有另一個例子。雌激素透過雌激素受體在女性生殖器官、乳腺和肝臟中促進細胞增生，如果細胞長期暴露於雌激素和雌激素受體，便有可能引發乳癌、子宮內膜癌等癌症。其中，合成雌激素己烯雌酚（DES）會啟動雌激素受體，有可能會導致陰道腺癌；如果母親在懷孕期間暴露於己烯雌酚，則可能導致新生兒青春期發育延遲。己烯雌酚的案例證明了，如果在母體的關鍵產前期刺激了雌激素受體，會導致母體重新編製雌激素的標的組織，增加母體生殖道惡性腫瘤增生的的風險。

訊號轉導失調

　　訊號傳導是指將遺傳訊息逐步透過細胞傳輸傳遞到標的地區，過程涉及激酶或磷酸酶活性，並以磷酸化狀態來修飾蛋白質活性並引起後續機轉。因此，許多細胞外訊號分子，包括生長因子、細胞因子、激素、神經傳導物質，和一些分泌的蛋白質，都參與了細胞內訊號轉導網路。

　　舉例來說，細胞增殖通常被嚴格控制，並在受損細胞修復完成後結束增殖。然而，毒物造成細胞損傷後降低了增殖訊號的傳導，可能損害受損細胞的替換、造成細胞死亡。例如，星形孢菌素（PKC）、阿黴素（PI3K）和黴膠毒素（$I\kappa B$ 降解）的抑制劑便會誘導細胞凋亡；乙型轉化生長因子（TGF-β）和糖皮質素會使 $I\kappa B$ 增加，會降低核因子活化細胞 κ 輕鏈增強子（NF-κB）的活性與 c-Myc 表達，進而使乙型轉化生長因子和糖皮質素凋亡，尤其在類淋巴細胞中。

細胞外訊號失調

　　細胞外訊號分子是指作用於細胞膜受體的訊號分子，會持續控

制特化細胞，使細胞膜受體調節鈣離子進入細胞質，或刺激細胞內第二信使的酶形成，藉此轉導訊號。接著，鈣離子或其它第二信使會促進功能蛋白磷酸化並改變活性。

如果毒物干擾正在進行的細胞，可能改變神經傳導物質濃度、受體功能、細胞內訊號轉導以及訊號終止過程。因此，一旦細胞內部的訊號傳遞發生問題，就會導致細胞出狀況，下一步就是細胞受損。若身體無法辨識，受損的細胞就會在沒有設限的情況下持續運作，久而久之就可能產生病變。

舉例來說，腦下垂體激素是最活躍的細胞外訊號傳導激素，作用於細胞表面受體，促進內分泌器官細胞增生。腦下垂體激素的產生受到周圍器官激素的負回饋控制，一旦周遭器官激素改變，便會改變腦下垂體激素的分泌，進而影響內分泌。舉例來說，抑制甲狀腺激素（TSH）產生（如除草劑殺草強〔amitrole〕和殺真菌劑代謝產物伸乙硫脲）或增強甲狀腺激素消除（如苯巴比妥）的外來物質，會降低甲狀腺激素的濃度，導致腦下垂體分泌更多甲狀腺素。然而，甲狀腺激素分泌增加會刺激甲狀腺中的細胞分裂，進而生成甲狀腺腫或甲狀腺腫瘤。

除此之外，腦下垂體激素的分泌減少也會導致細胞凋亡，隨後使標的器官退化。例如，雌激素的濃度降低，便會促進性腺激素分泌，造成男性睪丸萎縮。

● 興奮性細胞失調

許多毒物會影響興奮性細胞（例如神經元和骨骼、心臟、平滑肌細胞）的活性，特別是影響細胞功能，如神經傳導物質的釋放和肌肉收縮。

改變神經及／或肌肉活動是許多藥物的基本作用機制，並與藥物過量、殺蟲劑，及微生物、植物和動物毒素有關的毒性有關。由於神經元是訊號轉導細胞，因此毒物不僅影響發生作用的神經元，還影響了受神經元活性影響的下游細胞。因此，雖然河豚毒素會阻斷運動神經元中電位閘控的鈉離通道，但觀察到的中毒反應是骨骼肌麻痺，因為骨骼肌受運動神經元控制，名為 Ceratotoxins（CccTx1-3）和 Phrixotoxin 3 的狼蛛毒液作用的方式也與河豚毒素相同。

• 神經傳導物質受體失調

　　神經傳導物質受體便是指接受神經傳導訊息的細胞或組織。毒物可能會藉由干擾神經傳導物質的合成、儲存、釋放，直接與神經傳導物質受體相互作用，舉例來說：GABA 是抑制性神經傳導物質，若不慎攝入肼或異煙肼（Isoniazid），會造成體內 GABA 合成減少，導致 GABA 濃度過低引發抽搐；利血平（Reserpine）是一種用於治療高血壓及精神病的吲哚類生物鹼藥物，會抑制正腎上腺素、5- 羥基色胺和多巴胺的神經元儲存，但如果上述傳導物質被耗盡，就會導致多種心血管和神經功能異常。另外，由肉毒桿菌毒素引起的骨骼肌麻痺，便是由於肉毒桿菌毒素抑制了運動神經元釋放乙醯膽鹼，因而無法刺激神經肌肉連接點的乙醯膽鹼受體。

　　還有一個例子是，有機磷或胺甲酸酯殺蟲劑或生化武器（如索曼）會阻止神經傳導物質乙醯膽鹼酶水解，導致膽鹼激素受體必須承受大量膽鹼激素的刺激及累積，導致神經細胞失去活性。

　　除此之外，很多毒品也會造成受體失調。古柯鹼或三環抗鬱劑能抑制正腎上腺素的神經元再攝取，導致血管平滑肌上的 $\alpha 1$- 腎上腺素受體過度興奮，造成古柯鹼上癮者鼻黏膜潰瘍和心肌梗塞，若

過度刺激 $\beta 1$- 腎上腺素受體則會造成心律不整的死亡風險；濫用安非他命，可能會導致類似的心臟併發症，因為安非他命會促進腎上腺素神經元釋放正腎上腺素，而藥物之間的競爭性，會抑制該傳導物質的神經元重複吸收。

基因轉錄失調	1. 基因表現改變，導致細胞及組織變化 2. 轉率的效率受影響 3. 影響細胞基本功能
訊號轉導失調	1. 影響生長因子、細胞因子、激素、神經傳導物質的傳遞 2. 特定情況下會導致細胞死亡
細胞外訊號失調	1. 影響特定激素的分泌，破壞內分泌平衡 2. 造成腫瘤發生
訊號分子失調	細胞功能被改變
興奮性細胞失調	影響神經元和骨骼、心臟、平滑肌細胞的活性
神經傳導物質受體失調	1. 干擾神經傳導物質的合成、儲存、釋放，直接與神經傳導物質受體相互作用 2. 嚴重可能會導致心律不整、神經細胞失去活性

▲表 5.3 細胞功能失調所造成的狀況：細胞掌握了人體諸多功能，一旦失調便有可能引發中毒

細胞纖維化

　　由毒物誘導而改變的細胞多數都會死亡，且通常不可逆，細胞的死亡會破壞器官或生物體的結構和功能完整性，並會調用許多修復或適應性過程來補償功能喪失。了解細胞死亡的機制，可使我們更加深刻地認識引發毒性結果的細胞過程，以及伴隨這些過程的代償性變化──細胞纖維化（Fibrosis）。

　　正常的細胞死亡會走向名為「程式性死亡」（Apoptosis）的模式，這是一種正常細胞凋亡的循環過程，並不會對身體造成負擔。會造成疾病的往往是那些不正常的細胞壞死（Necrosis），最終導致細胞纖維化。

　　纖維化是指正常器官或組織因受到超出自身修復能力的損傷後，成纖維細胞與含有膠原蛋白、纖連蛋白的細胞外基質會移動到受損處，取代原有的細胞，導致受損處組織纖維化，這個過程類似結痂，但因為傷口太大或是結痂過程中不斷持續受傷，纖維化程度就會不斷持續甚至擴大。

　　一般來說，當器官損傷較輕微時，組織中的成纖維細胞會參與

修復過程，分泌細胞外基質並促進傷口收縮。之後，受損部位很快會被再生的正常組織替代，然而，在器官受到嚴重損傷或修復過程中持續被傷害的話，成纖維細胞會分泌過量的細胞外基質，再加上正常細胞不斷受傷害而無法完全修復，便會造成受損部位最終被纖維化組織替代，損害器官的形態並造成功能異常。

慢性發炎是導致組織纖維化的決定性因素，可能會導致肝纖維化、肺纖維化、心內膜纖維化、間質性肺病等，在開發中和已開發國家裡，45% 以上的死亡都與纖維化造成的疾病有關。像是飲酒過量，最容易導致的傷害就是肝纖維化，若長期飲酒，稍不注意節制，往往都會造成肝硬化、肝癌等問題。

誘發細胞死亡

毒物誘發細胞死亡主要有三個常見的主因：體內 ATP 能量耗盡、細胞內鈣離子（Ca^{2+}）持續升高，以及過量生產自由基活性氧（ROS）和活性氮（RNS）。

一般而言，細胞死亡是不可逆的細胞壞死。但是，還有其它導

致細胞死亡的途徑，且涉及更複雜的訊號傳導機制和受控制的特定程序。這些途徑主要分為誘導細胞死亡的作用和介質兩種，但無論涉及的途徑或介質為何，粒線體變化是每個細胞死亡的核心，因為粒線體如同人體的電池，好的電池能提供足夠的能量，然而隨著身體老化或是累積過多勞累，粒線體的活性便會慢慢衰退，導致細胞無法獲得足夠能量，進一步使人加速老化。很多科學文獻用反方向來證明，若修復並活化粒線體，同時減少自由基的產生，就能減少細胞損傷的程度、延後細胞老化。以下，將逐一探討導致細胞不正常死亡的原因與特徵（參照圖 5.1）。

• ATP 能量耗盡

　　三磷酸腺苷又稱為 ATP，是細胞內的能量來源，能夠維持細胞活力、支援中間代謝，而且是細胞動力、代謝、功能運行的主要來源。提供細胞 ATP 的地方為細胞胞器內的粒線體，粒線體透過輔酶將碳水化合物轉換成 ATP，ATP 再提供細胞能量，並進行細胞代謝的氧化磷酸化、電子傳遞，以及最重要的傳遞細胞訊息、控制細胞生老病死。

ATP 藉由磷酸化和腺苷酸化作用來活化內生化合物，並將其摻入輔因子和核酸中，在肌肉收縮和細胞骨架聚合、促進細胞活動、細胞分裂、囊泡運輸，以及維持細胞形態等方面皆不可或缺。

ATP 也驅動許多不同的離子運輸蛋白，包括細胞膜中的鈉鉀 ATP 酶（Na^+/K^--ATPace）、細胞膜和內質網（Endoplasmic Reticulum）膜中的鈣離子 ATP 酶（Ca^{2+}-ATPace），以及溶酶體膜和含神經傳導物質的囊泡膜中的氫離子 ATP 酶（H^+-ATPace）。這些 ATP 酶又稱為幫浦，支持基本的細胞功能，例如：鈉鉀 ATP 酶可以產生跨細胞膜的鈉離子濃度梯度，驅動鈉離子－葡萄糖到達初始電子傳輸複合物；將氧輸送到末端電子傳輸複合體；將二磷酸腺苷（ADP）和無機磷酸遞送至 ATP 合成酶；沿著電子傳遞鏈到達氧氣的電子流動，伴隨著質子從基質空間跨過內膜傳輸；使質子順著「電化學梯度」，沿內膜返回基質空間，以驅動 ATP 合成酶，進一步形成 ATP。

ATP 合成酶為形成 ATP 的關鍵酶，主要存在於粒線體中，也存在於視桿體的外節盤、某些細胞的細胞膜內，和形成圍繞神經元神經纖維（軸突）的髓鞘的同心膜中。在細胞膜和髓鞘質膜中，外膜

會透過外－ATP 合成酶形成 ATP，髓磷脂中的外－ATP 合成酶會向神經纖維提供 ATP，因此神經纖維只要脫離了髓鞘便會死亡，因為缺乏 ATP 來源。雖然有髓鞘的神經纖維對缺氧頗為敏感，但若有需要便可自行合成 ATP。

然而，這些被稱為氧化磷酸化（OXPHOS）的細胞代謝過程，會被許多毒物阻礙，進而破壞了粒線體中 ATP 的合成。這些毒物分為 5 類（參照表 5.4）：

- A 類毒物會干擾氫向電子傳遞鏈的輸送。例如：氟乙酸鈉會抑制檸檬酸循環和已減少的輔因子產生。

- B 類毒物會抑制電子沿著電子傳遞鏈轉移到氧氣，例如：魚藤酮和氰化物。

- C 類毒物會干擾氧氣向末端電子運輸細胞色素氧化酶，所有引起缺氧的毒物最終都會在末端電子作用。

- D 類毒物抑制 ATP 合成酶的活性，例如直接抑制 ATP 合成酶、干擾二磷酸腺苷傳遞、干擾無機磷酸鹽傳遞、剝奪 ATP 合成酶的驅動力，使質子流入基質空間。以最後一個例子來說，2,4- 二硝基苯酚和五氯苯酚會將質子導入粒線體基質，

破壞了原有的質子梯度（Proton Gradient，意即無法出現濃度的高低落差），導致質子流入基質的數量受到限制，抑制了 ATP 合成酶形成。

◆ E 類毒物會引起粒線體 DNA 損傷，破壞粒線體基因組編碼的特定蛋白質（例如複合物 ATP 合成酶），許多雙脫氧核苷酸抗病毒藥物皆為此類，例如齊多夫定（Zidovudine）。

毒物破壞氧化磷酸化除了會導致 ATP 不足，也會傷害細胞。舉例來說，二磷酸腺苷再磷酸化失敗後會使得 ATP 無法生成，而二磷酸腺苷及其分解產物便會累積在人體中，造成毒害。

除了上述毒物會抑制 ATP 的合成，細胞酸中毒也抑制氧化磷酸化，消耗 ATP。細胞酸中毒是指血液中酸鹼平衡失調，常見的原因為二磷酸腺苷和三磷酸鹽（以鎂鹽形式存在）水解、釋放出磷酸和鎂離子（Mg^{2+}），使細胞質中的氫離子和鎂離子濃度迅速升高；或是丙酮酸鹽轉化為乳酸鹽的數量增加，導致酸中毒。

從生物化學上看來，細胞酸中毒會直接降低磷脂酶的活性，並抑制粒線體滲透性轉變（MPT）。最後，當細胞內 pH 值升高，增加了磷脂酶活性，也增強了膜磷脂的降解，將引發不可逆的膜損傷。

而一旦氧化磷酸化的過程被阻撓、ATP 生成減少，最終導致 ATP 被耗盡，那需要 ATP 的離子幫浦便無法運作，從而無法控制離子和體積調節。

此外，酸中毒和高鎂血症會使細胞內鈉離子增加，也是因為需要 ATP 的鈉離子幫浦失效，進而導致細胞膜氣胞形成——這便是細胞死亡的早期徵兆。然而，儘管細胞內磷酸增加會導致酸中毒，但增加磷酸的濃度有益於形成磷酸鈣，藉此抵消或阻止細胞溶質中鈣離子的升高。

分類	特性	範例
A 類	干擾氫向電子傳遞鏈的輸送	氟乙酸鈉
B 類	抑制電子沿著電子傳遞鏈轉移到氧氣	魚藤酮和氰化物
C 類	干擾氧氣向末端電子運輸細胞色素氧化酶，所有引起缺氧的毒物最終都會在末端電子作用	
D 類	抑制 ATP 合成酶的活性	2,4- 二硝基苯酚和五氯苯酚
E 類	引起粒線體 DNA 損傷，破壞粒線體基因組編碼的特定蛋白質	zidovudine

▲ 表 5.4 破壞氧化磷酸化的毒物分類：破壞氧化磷酸化便會影響人體新陳代謝

• 細胞內鈣離子濃度過高

　　細胞會控制鈣離子的濃度，細胞外及細胞質之間的鈣離子濃度差異為 10,000 倍，這是因為鈣離子無法滲透細胞膜，再加上細胞質中有去除鈣離子的運輸機制。鈣離子藉由幫浦從細胞膜中打出，並螯合在內質網和粒線體中。重要的是，粒線體膜中具有一種低親和力的鈣離子運輸蛋白，當細胞質中鈣離子的濃度上升到微莫耳範圍時，鈣離子運輸蛋白便會調節鈣離子的濃度。

　　一般來說，在粒線體中大量鈣離子以磷酸鈣的形式沉積。如果毒物打開配體或電位閘控的鈣離子通道，或是破壞細胞膜，細胞中鈣離子濃度會迅速降低，並從細胞外液進入細胞質。同樣地，毒物可能會導致鈣離子從粒線體或內質網外漏到細胞質中，從而增加細胞質的鈣離子含量。毒物還會抑制鈣離子運輸蛋白或耗盡其驅動力，藉此減少鈣離子流出。

　　細胞內的鈣離子若持續升高會帶來多種細胞損傷：耗盡 ATP、改變微絲結構、活化水解酶，並生成自由基產生活性氧和活性氮。

　　第一種損傷是耗盡 ATP。細胞內鈣離子濃度的增加會改變細胞的能量平衡，因為會增加鈣離子單向運輸蛋白吸收粒線體中的鈣離

子，耗散粒線體膜電位（$\Delta \Psi$ m），並減少 ATP 的合成。鈣離子也可能對內膜造成氧化損傷，繼而損害 ATP 的合成。此外，細胞質中鈣離子持續增加，會迫使鈣離子 ATP 酶消除多餘的鈣離子，增加了 ATP 的消耗。

第二種損傷是微絲解離。一般來說，肌動蛋白絲的全細胞網路將細絲附著在細胞膜上與肌動蛋白結合的蛋白質，藉此維持細胞形態。細胞質中鈣離子的增加會導致肌動蛋白絲從 α- 肌動蛋白原和纖維蛋白解離，其中纖維蛋白是將肌動蛋白絲固定在細胞膜上的蛋白質。一旦肌動蛋白解離，便會形成細胞膜氣泡，使細胞膜易於破裂。

第三種損傷是活化降解蛋白質、磷脂和核酸的水解酶。許多重要的膜蛋白是鈣離子活化的中性蛋白酶（又稱鈣蛋白酶）的目標分子。與肌動蛋白結合的蛋白質因鈣蛋白酶中介而水解，便可能形成膜水泡。

鈣離子的增加也會使其它酶促改變，包括活化鈣離子－鎂離子依賴之核酸內切酶，導致染色質斷裂和拓撲異構酶 II 活性改變，從而打斷 DNA 斷裂過程；磷脂酶活性的變化，會增加具有類似洗滌

劑活性之脂肪酸中間體的形成，進一步破壞細胞膜的完整性。

除此之外，當體內的鈣離子濃度過高往往會造成高血鈣症（Hypercalcaemia）。一般血鈣濃度在 2.1～2.6 mmol/L（8.8–10.7 mg/dL, 4.3～5.2 mEq/L），若濃度高於 2.6 mmol/L，就是高血鈣。輕度高血鈣或血中鈣離子緩慢增加者通常沒有症狀，但在那些血鈣濃度較高或增加速度較快的人中，症狀可能包括不正常腹痛、骨頭疼痛、意識混亂、情緒沮喪、虛弱、腎結石或是心率不整，甚至造成心臟驟停。

大多數高血鈣是由原發性副甲狀腺功能亢進（Primary Hyperparathyroidism）或癌症引起的，其它原因可能包括類肉瘤病、結核病、佩吉特病（Paget's disease of bone）、維生素 D 中毒（Hypervitaminosis D）、家族性低尿鈣高血鈣症（Familial Hypocalciuric Hypercalcemia）或是過量服用如鋰鹽和氫氯噻嗪類利尿劑等藥物所導致。

● 自由基活性氧及活性氮過量產生

自由基是指帶有不成對電子的分子、原子或離子，因存在未成對電子，自由基非常不穩定、具高度活性、容易搶奪其它物質的電

子，而併發一連串連鎖反應。若自由基的數量過高便會導致身體中毒，進而影響一些生物分子如蛋白質、脂質、醣類、DNA 等正常結構，造成不易修復的傷害。

自由基包含單態氧自由基（$^1O_2$）與氫氧自由基（$^\cdot OH$），兩者皆含有不穩定的氧分子，非常容易使組織細胞氧化，進而破壞細胞膜、血管壁、蛋白質及基因，使人體老化及生病，尤其是慢性病與癌症。自由基會攻擊細胞核，導致細胞死亡、受損或突變等，造成細胞膜脂質過氧化，並使低密度脂蛋白氧化，導致心血管疾病和冠狀動脈硬化。自由基也會刺激單核白血球及巨噬細胞釋放發炎原，引起發炎反應。因此，只要引起細胞不正常死亡，人體組織器官就會老化。

除此之外，活性氧或活性氮的形成也會抑制 ATP 的合成或是加速 ATP 的損耗，舉例來說：一氧化氮自由基是細胞色素氧化酶的可逆抑制劑；亞硝酸根陽離子（NO^+，為一氧化氮自由基的產物）蛋白質硫基亞硝基化可消滅 3- 磷酸去氫酶的活性，損害糖酵解作用；過氧亞硝酸根（$ONOO^-$）則使呼吸鏈複合物 I、II、III 和烏頭酸酶失去活性，且結果不可逆。

另一個例子。自由基過氧亞硝酸根會導致 DNA 單股斷裂，

為了修復斷裂的 DNA，便會活化多聚腺苷酸二磷酸核糖基聚合酶（PARP），並進一步將多個二磷酸腺苷核糖部分從煙醯胺腺嘌呤二核苷酸（NAD⁺）轉移到核蛋白和聚腺苷酸二磷酸核糖基聚合酶本身，用以幫助細胞修復。然而，煙醯胺腺嘌呤二核苷酸被嚴重消耗，便會損害 ATP 的合成；而重新合成煙醯胺腺嘌呤二核苷酸的需求提高，又更進一步消耗 ATP，最終導致明顯的細胞能量不足，降低了粒線體功能和 ATP 的產生，最終導致細胞死亡。

事實上，上述提到的 ATP 耗竭、細胞內高鈣血症以及活性氧和活性氮的過量產生之間會相互作用並使細胞損害情況加重，但通常涉及數個週期，若只有單一次數發生，細胞還可以修復，但若逐漸加重生化功能的異常、可能傷害程度超過修復程度，細胞就會死亡。

• 粒線體滲透性轉變及造成細胞壞死

粒線體滲透性轉變（Mitochondrial Permeability Transition，MPT）是粒線體膜突然變化，導致粒線體在鈣離子含量較高時形成非特異性孔，在粒線體膜電位降低、活性氧和活性氮產生以及 ATP 耗盡同時發生時尤其明顯。

內層和外層粒線體膜中錯誤折疊的蛋白質形成孔洞，造成小於1500 道爾頓的溶質及質子容易進入粒線體基質，進而促使粒線體膜電位快速並完全耗散，使 ATP 停止合成、水分滲透流入。

上述事件共同導致生化功能異常及粒線體腫脹，使得粒線體基質中的鈣離子透過孔洞從粒線體流出，增加了細胞質中鈣離子的濃度。

面對這些變化，粒線體無法合成 ATP，而細胞胞器中內膜的去極化作用將 ATP 合成酶轉化為水解 ATP 的 ATP 酶，進一步浪費了剩餘的 ATP。此時，就連糖酵解作用也因需要 ATP 的糖酵解酶（已醣激酶和磷酸果糖激酶）的 ATP 供應不足而受到損害。如果範圍廣泛，則會導致生物能量災難，最終導致壞死細胞死亡。

從形態上看，粒線體滲透性轉變會使細胞核明顯消失，壞死區域的個別細胞不再明顯。除非器官可以進行修復，否則這種細胞損失通常不可逆。然而，在得到最終結果之前會出現一連串只能透過電子顯微鏡觀察的變化。首先是粒線體腫脹，接著是：（1）核固縮，其特徵是核收縮和異常黑暗的嗜鹼性染色；（2）核破裂，即細胞核裂開和碎裂；（3）核溶解，其中細胞核是腫脹的且有異常蒼白的嗜鹼性染色。

其它形式的細胞凋亡

　　細胞壞死時，前述的常見步驟以某種不受控制的串聯方式發生，但是，其它形式的細胞死亡通常涉及程序或更有序的串聯，最終觸發不可逆的破壞。這些程序包括細胞凋亡、細胞壞死性凋亡、鐵依賴型細胞死亡、自噬作用，以及上述途徑的一般形態、生化、分子特徵。

　　細胞凋亡特徵在於皺縮變化、胞質收縮、核破裂，及細胞膜起水泡。最終，凋亡細胞分解成膜包裹住的碎片，稱為凋亡小體。與壞死一樣，粒線體功能障礙和高度通透也會導致細胞凋亡。但是，凋亡的關鍵第一步是將粒線體細胞色素 c（Cytochrome c，Cyt c）從粒線體釋放到細胞質中。粒線體細胞色素 c 是一種帶正電的微小血基質蛋白，通常位於粒線體膜間，並靜電連接至心磷脂。過氧化氫對心磷脂的過氧化作用（由粒線體細胞色素 c 催化）導致粒線體細胞色素 c 從脂質中分離出來，這是粒線體細胞色素 c 釋放到細胞質中的關鍵第一步。隨後，粒線體細胞色素 c 的釋放不利於粒線體中的 ATP 合成，進而引發了凋亡的級聯反應，藉由讓細胞質銜接子蛋白凋亡蛋白酶活化因子（Apaf-1）的聚合變低，並結合潛伏的凋亡蛋

白酶原 -9，形成稱為凋亡小體的複合物，並促進其轉換為活躍的凋亡蛋白酶 -9，導致細胞凋亡。

　　導致哺乳動物細胞凋亡的主要途徑分為外在和內在，共同標誌便是凋亡蛋白酶活化。內在途徑會直接啟動作用於粒線體的細胞死亡信號，並刺激包括粒線體細胞色素 c 在內的促凋亡蛋白釋放，隨後活化凋亡蛋白酶原 -9 及活化凋亡蛋白酶 -3。外在途徑則是受體中介的途徑，在膜受體（Fas 受體〔CD95〕或腫瘤壞死因子受體 -1〔TNFR1〕）連接後，便會活化凋亡蛋白酶（特別是凋亡蛋白酶 -8）。

　　凋亡蛋白酶活性由稱為凋亡蛋白抑制劑的細胞質蛋白控制。凋亡抑制蛋白（IAP）中最具特徵性的是 X 連鎖凋亡抑制蛋白（XIAP），它會與凋亡蛋白酶 -9、凋亡蛋白酶 -3、凋亡蛋白酶 -7 結合以抑制其活化。因此，蛋白質 Bcl-2 和 Bcl-XL 是程序性細胞死亡的主要負調節劑，藉由與誘導死亡的對應物結合形成二聚體來中和，抑制細胞凋亡。以最簡單的術語解釋，Bax 和 Bcl-2 是主要的凋亡和抗凋亡調節蛋白，因此這兩種蛋白的相對濃度和活性決定了細胞的存活與死亡。

　　然而，細胞凋亡不是只帶來傷害。如果損傷的是 DNA，亦可透過活化抑瘤基因 p53 來促進細胞凋亡，進而達到自我保護的目的。

一旦 DNA 損傷，p53 便會跑到細胞核中，以多效性的方式調節基因表現。在發生細胞凋亡的情況下，p53 活化了 Bcl 蛋白質家族促凋亡成員。p53 還可以消除抗凋亡蛋白的功能，從而促進凋亡性細胞死亡。由於 DNA 損傷會引起突變和癌症，因此面對 DNA 損傷，凋亡可能是抵抗癌症的重要自我防禦機制。此外，許多抗腫瘤藥物主要

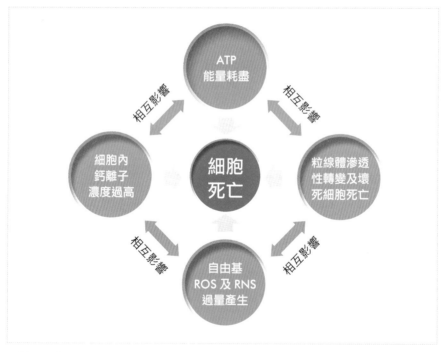

▲圖 5.1 造成細胞死亡的原因：這 4 個原因彼此互相影響，進而促使細胞死亡的情況加劇

藉由 p53 依賴性機制破壞核 DNA 並誘導凋亡。然而，在癌症化學療法中可以觀察到，藥物誘導的凋亡可能會導致快速分裂細胞的細胞毒性產生。

外部細胞造成的損害

　　毒物也可能會毒害細胞、組織或整個生物體以及專門提供支援的細胞。我們以肝臟系統來說明：肝細胞產生大量蛋白質和營養素，並將其釋放到循環系統中。這些大量蛋白質和營養素從循環中除去膽固醇和膽紅素，分別將其轉化為膽汁酸和膽紅素葡萄糖醛酸苷，隨後排泄至膽汁。一旦中斷這些過程，便可能對生物體、肝臟或兩者有害。例如，雙香豆素抑制肝臟凝血因子的合成，雖不會損害肝臟，卻可能導致過度出血而死亡。儘管這種機制在臨床上用於抗凝治療，但也可用來消滅嚙齒動物：在空腹狀態下，讓嚙齒動物服用肝臟葡萄糖生成作用抑制劑，例如次甘氨酸，便可以透過限制大腦中葡萄糖的供應而致死。

細胞分子自體修復的方法

　　毒性病變的進展可透過在分子、細胞、組織上起作用的修復機制來攔截，而受損的分子可以使用多種方式修復，像是透過某些化學變化，例如蛋白質硫醇的氧化和 DNA 的甲基化，可以簡單地逆轉修復。在某些情況下，受損的分子會完全降解並重新合成，然而這個過程很耗時、也不一定能 100% 修復，還是會有因為不適當修復所造成的負面結果。

蛋白質修復

硫醇基修復

　　硫醇基對於許多蛋白質的功能至關重要，可以還原逆轉蛋白質硫醇、蛋白質二硫化物、蛋白質－穀胱甘肽混合的二硫化物，及蛋白質次磺酸的氧化，其中硫氧化還原蛋白和硫基轉化酶（具有活性半胱胺酸殘留物的小蛋白質）是主要的內生蛋白質還原酶。這些蛋白質和硫氧化還原蛋白還原酶有兩種同功酶，分別存在於細胞質和粒線體。

當這些蛋白質中的催化硫醇基氧化時，異檸檬酸脫氫酶、葡萄糖 -6- 磷酸脫氫酶和 6- 磷酸葡萄醣酸脫氫酶生成的 NADPH 會將其還原。除此之外，活性氧會將蛋白質中的甲硫胺酸氧化為亞碸（蛋白質 -Met-S = O），同時形成結構異構物，但甲硫胺酸亞碸還原酶（Msr）A 和 B 酶可將其還原：甲硫胺酸亞碸還原酶將催化的半胱氨酸氧化為次磺酸（Msr-Cys-S-OH），同時還原氧化的甲硫胺酸；修飾的甲硫胺酸亞碸還原酶與鄰近的硫醇反應形成分子內二硫化物，或與穀胱甘肽反應形成蛋白質－穀胱甘肽二硫化物。透過硫氧化還原蛋白或硫基轉化酶的催化還原，恢復氧化酶的活性。

舉例來說，身體內若有這些還原水晶體蛋白質（如 α - 水晶體蛋白）中的甲硫胺酸亞碸，便有助於維持眼睛水晶體透明度。而氧化血紅素的修復也是透過從細胞色素 b_5 轉移電子來進行，然後藉由依賴 NADH 的細胞色素 b_5 還原酶（氧化血紅素還原酶）進行再生。

然而，不同物種對氧化血紅素形成和缺氧的敏感性有所差異，其中貓對缺氧造成的毒性最敏感，只要稍有不慎便可能致命。因此，即便是蛋白質修復，依照個體基因不同，仍有可能致命。

• 熱休克蛋白（Hsp）的功用

　　熱休克蛋白是功能性相關蛋白質，對於溫度非常敏感，當細胞接收到溫度提高或是受到其它的不正常蛋白影響，它的防護機制就會增長，主要功能在於協助蛋白質正常修復、結構摺疊與水解。這種蛋白質的表達是受到基因轉錄所調控，是生物界裡常見的蛋白質反應，在從細菌到人類的幾乎所有生物中都發現了熱休克蛋白。熱休克蛋白的命名是依據他們的分子質量，例如，Hsp40、Hsp70 與 Hsp90。

DNA 直接修復

　　DNA 的損害無可避免，因為在複製過程中一定會自發發生，而且 DNA 也經常成為親電子劑和自由基的攻擊目標。但是，細胞核內的 DNA 非常穩定，部分原因在於核內的 DNA 緊密地包在染色質中，且已演化出複雜的修復機制，來面對與修正對於 DNA 結構不利的改變。然而，粒線體體內的 DNA 則缺乏組織蛋白和有效的修復機制，因此相對容易受到破壞。面對最終達到致癌和誘變作用的毒性，DNA 損傷和 DNA 修復機制的平衡對於細胞能否存活極為關鍵。

因此，DNA 修復的機制，或 DNA 修復機制的破壞，仍然是探討細胞中毒的重要層面。

DNA 修復的速度與許多因素有關，如細胞本身生理條件、細胞老化以及受到外在環境影響等。然而當細胞的 DNA 大量損傷、老化時，就會導致 DNA 修復的速度下降，一旦修復速度趕不上損傷速度，細胞便會病變，開始走向：衰老；細胞自殺，即細胞凋亡或程序性細胞死亡；癌化，失控的細胞分裂可能突變導致形成腫瘤或癌症。

人體中的大多數細胞不會一開始就突變然後變成癌細胞，一定是先衰老，經歷不可挽回的 DNA 損傷之後，再走向死亡，除非遇到特殊情況，不然不可能會變成癌細胞。在這種情況下，細胞死亡是防止細胞致癌而危害機體的「最後一招」。

細胞衰老時，生物合成和物質周轉的變更使細胞的生命活動效率降低，這不可避免地會導致疾病發生。一個細胞的 DNA 修復的能力，對基因組的完整性和此細胞甚至機體的正常功能來說非常重要，許多會影響預期壽命的基因被證實跟 DNA 損傷修復和保護有關。

細胞內正常的代謝活動與環境因素所引起的 DNA 損傷的發生速率，約為每個細胞每天 1,000 ～ 1,000,000 處分子損害。但是，許

多別的因素會提高速率，包括一個人的飲食、環境的因子、生活環境、壓力、睡眠品質、藥物、遺傳等等。如果這些種種因子不斷的重複發生，而且都發生在同一個關鍵的癌相關基因（如腫瘤抑制基因）片段上，剛好細胞本身的修復能力又力有未逮，無法完整修復此一損害，這結果就能對個體產生災難性的後果，而這類基因只占人類基因組的 6,000,000,000（30 億個鹼基對）個鹼基的 0.000165％。

直接修復是指修復酶直接將受損的 DNA 恢復為原來的結構。某些共價 DNA 修飾會直接被酶逆轉，例如 DNA 光裂合酶（DNA photolyase）會切割被紫外光 UV 照射後所形成的二聚化相鄰嘧啶（TT-Dimer）。DNA 光裂合酶利用可見光的能量來修正損傷，因此此直接修復又被稱為光復活修復作用，但僅限於受光照的細胞。

另一個例子是 O6- 甲基鳥嘌呤 -DNA 甲基轉移酶基因（MGMT），它會裂解較小的 DNA 鍵結物，例如連接至鳥嘌呤 O6 位置的甲基。在修復 DNA 時，MGMT 將 DNA 鍵結物轉移到自身的半胱胺酸殘留物上，並自行失去活性，最終被泛素化和蛋白酶體降解。因此，就像穀胱甘肽在親電子劑的解毒過程中被耗盡一樣，MGMT 亦在會 DNA 修復過程中消耗殆盡，進而避免 DNA 鍵結誘發

腫瘤。當人體內缺乏 MGMT，便會導致腫瘤滋生的機率大幅提高。

單股 DNA 修復

單股 DNA 受到的損害通常較小，因為單股 DNA 在組蛋白
（Histone）的保護下或許可以避免外界毒物更進一步的損害與攻擊。

• 鹼基切除修復（Base Excision Repair，BER）

鹼基切除修復系統是針對鹼基，特別是用來移除並修復異常的
或是不該出現的鹼基。非正常出現或是出現在不對的地方的鹼基若
無適時修復，則後續在 DNA 進行基因複製的過程中，就很容易碰
到這些非正常出現鹼基，造成置入錯誤的配對，進而發生點突變，
造成 DNA 受損。

• 核苷酸切除修復（Nucleotide Excision Repai，NER）

核苷酸切除修復要修復的區域比鹼基切除修復大，而且是針對
染色體結構的核苷酸部分，包括鹼基和五碳醣。舉例來說，像是由紫

外線所導致的嘧啶二聚體（TT dimer）化學分子或蛋白質與 DNA 間的鍵結—DNA 附加物（DNA adduct），或者 DNA 與 DNA 的鍵結—DNA 交互連結（cross-link）等，便是核苷酸切除修復的修復目標。這些損害若沒有適當的切除並修補，DNA 再複製時，聚合酶將無法辨識而滯留在損害的位置，細胞就會活化細胞週期檢查點（Cell Cycle Checkpoint）以全面停止細胞週期的進行，亦或是走向癌化。

• 全基因體的核苷酸切除修復

（Global-Genome Nucleotide Excision Repair，GG-NER）

是另外一種核苷酸切除修復修復機制，但是針對透過對於 DNA 損害具有特殊親合辨識能力的 XPC-HR23B 蛋白質雙合體（Dimer）來啟動的修復路徑。

• 轉錄合併修復（Transcription-Coupled Repair，TCR）

DNA 複製階段會發生錯誤，但在 RNA 轉錄階段也會有錯誤的發生。轉錄合併修復就是針對 RNA 轉錄過程發生錯誤所伴隨啟動的基因修復機制，也是一種核苷酸切除修復系統，所以又稱轉錄合併

核苷酸切除修復（Transcription-coupled NER，TC-NER，TCR）。

轉錄合併修復是由 RNA 聚合酶在轉錄過程，若遇到核苷酸損害無法辨識而停滯時所活化的修復機制，機制類似核苷酸切除修復，在此是藉由 RNA 聚合酶停滯的動作招來核苷酸切除修復相關的修復蛋白，這樣就能加速基因修復，而無須漫長地等待核苷酸切除修復或全基因體的核苷酸切除修復的介入。但也如此，轉錄合併修復所負責修復的範圍只侷限於能夠轉錄 RNA 的基因序列，而無法處理涉及 DNA 損害的中毒反應。

錯誤配對修復（Mismatch Repair，MMR）

錯誤配對修復發生在基因修復的後期，大多都已經是鹼基切除修復和核苷酸切除修復介入之後，若基因的配對仍舊發生問題，而且是 DNA 在複製過程發生嘌呤—嘧啶錯誤配對的情況，這時錯誤配對修復才會介入此基因校對工作，恢復基因的配對問題，避免 DNA 損傷。

雙股DNA修復

　　DNA雙股斷裂對細胞來說是最嚴重也是最致命的DNA損害類型，這類型的傷害往往來源都是比較強烈的毒化物，像是化療藥物、放射線等，不像是DNA單股的損害反應較單純（參照表5.5）。在雙股DNA損害的例子中，化療藥物造成的傷害最為常見，但由於化療藥物是對抗癌症的重要處方，只要遵照醫囑、設定服用上限，並利用人體的修復機制，便可以適當避免損傷。

　　DNA雙股斷裂的結果，會迫使DNA的末端直接裸露在外，在這種情況發生時若沒有及時修復，細胞內針對DNA過度損害的反應機制就會被啟動，其後果就是會立即停止細胞的生長與分裂，甚至啟動細胞凋亡程序，都是要讓細胞走向死亡。但細胞真的就沒有任何的防護機制嗎？

　　就真核細胞來說，有幾種機制是用來止DNA雙股斷裂的產生，分別是：

・同源性重組（Homologous Recombination，HR）

同源性重組修復是利用細胞內的染色體兩兩成雙的特性，若其中一條染色體上的 DNA 發生雙股斷裂，則另一條染色體上對應的 DNA 序列就可以當作修復的模板來恢復斷裂前的序列，因此在某些條件下，同源性重組又稱作為基因轉換。

同源性重組修復的機轉與細胞週期的進行是有很高的相關依賴性。在 G1 期（細胞週期的一個階段），染色體套數為 2n 的情況下，同源染色體是同源性重組唯一可使用的複製模板。等到細胞進入 S 期／ G2 期，開始複製出姊妹染色體（Sister Chromatid），染色體套數增加為 4n，這時同源性重組機制就有更多的修復模板可以用作基因修復，因此一般認為同源性重組修復的運作在 S 期／ G2 期會比較活躍，相較單股基因的修復，同源性重組修復的時期會大不相同。

・非同源性末端接合（Non-Homologous End Joining，NHEJ）

非同源性末端接合修復機制與前面的同源性重組最大的差異點在於基因修復的時候完全不需要任何模板的幫助，可以使用對方的資源來做修復，此一機制的修復蛋白可以直接將雙股斷裂的末端彼

此拉近，再藉由 DNA 黏合酶（Ligase）的幫助下，將斷裂的兩股重
新接合，時間較短、速度較快。相較於同源性重組，非同源性末端
接合的機制既簡單又不依靠模板的方式，可以用在基因體越複雜、
含有越多非編碼 DNA（junk DNA）的生物體，非同源性末端接合
的活性比同源性重組還要活躍，目的可以提升修復的效率，可是在
基因體越簡單，尤其是單細胞形態的生物，非同源性末端接合的錯
位修復很有可能會破壞原本序列完整性，反而不受青睞。

	單股 DNA 損傷	雙股 DNA 損傷
損害定義	DNA 其中一股損害	DNA 兩股都受損
損害影響	較為輕微，有組蛋白保護	較為嚴重，迫使 DNA 的末端直接裸露在外，最終導致細胞的生長與分裂停止
傷害來源	通常是內生性的損害，包括核苷酸鹼基氧化、烷化、去氨化、水解或配對錯誤	多半是接觸到強烈的毒化物，例如化療藥物、放射線

▲表 5.5 單股與雙股的損害比較：兩種 DNA 損傷都會造成嚴重影響，但人體擁有正常的修復機制

自噬作用

　　有些情況下細胞受到毒物的傷害，但這些傷害不是蛋白質或DNA 受到損傷，而是細胞的胞器（細胞的器官），包括像是粒線體、內質網、高基氏體等，萬一沒有完整修復或是妥善安置，人體會因細胞病變而產生疾病。

　　因此修復或去除這些受損細胞或細胞胞器，對於預防細胞功能異常頗為重要。自噬作用（Autophage）是指細胞結構通過溶酵素體機制被分解並自我再生的過程，可以減少感染疾病的機會，也有助於延長壽命。在這個分解和回收的過程中，自噬作用為機體提供能量，並為細胞更新再生提供材料。

　　自噬作用是涉及溶酶體過程的細胞死亡機制，細胞內受質在溶酶體區室中降解後，所分離出來的元素遭吞噬，並會留下細胞質空泡，也因此很多科學家都利用這個機制來觀察不同細胞死亡的過程和來龍去脈。

　　自噬作用又分為暴露於粒線體毒物（如質子解偶聯劑 CCCP、纈胺黴素、巴拉刈）中的細胞的選擇性自噬或粒線體吞噬，整個過

程分為五個階段，從起始、伸長、膜封閉、成熟，最後是細胞質內含物自我降解。

　　自噬作用是由激酶和其它蛋白質的核心組的作用中介，包括：un-51-like 激酶（ULK）複合物；第 II 類 PI3K 複合物；需要與自噬有關的蛋白質（ATG）的類泛素共軛系統，例如：ATG7、ATG3、ATG12-ATG 5:Atg16L 複合物、參與小水泡運輸的 ATG9 跨膜蛋白，以及與 Beclin-1 結合的空泡膜蛋白 1（VMP1）。透過自噬作用去除受損的粒線體，不僅有利於粒線體維持功能正常，對於限制氧化性細胞損傷和防止細胞凋亡也不可或缺，因為受損的粒線體可能是活性氧和細胞凋亡因子（如粒線體細胞色素 c、Smac、凋亡誘導因子）的來源。自噬作用還有助於肝細胞的結構重建，例如：在暴露於過氧化物酶體增殖劑後，自噬作用可以清除過氧化物酶體，並消除肝脂肪變性中的脂肪滴。

　　自噬作用受到緊密調控，不但涉及細胞生長、發育與穩態中的常規步驟，更幫助細胞產物在合成、降解以及接下來的循環中保持平衡。目前已有多份研究表明，自噬作用在許多細胞的分化進程中被不同程度地觸發，例如參與血管生成、成骨分化、脂肪生成、神

經發育與修復等過程。

目的	細胞結構通過溶酵素體機制被分解，機體細胞自我再生的過程
過程	起始→伸長→膜封閉→成熟→細胞質內含物自我降解
好處	1. 減少感染疾病的機會，也有助於延長壽命 2. 為細胞更新再生提供材料 3. 去除受損的粒線體、保護健康的粒線體 4. 限制細胞氧化與防止細胞凋亡 5. 有助於肝細胞的結構重建

▲表 5.6 自噬作用的概念：自噬作用是人體重要的再生過程

6

日常生活中
會遇到的毒

在我們的日常居家生活中，除了大自然既有的天然毒素之外，人為因素所產生的毒素也與日俱增。但一般人的觀念都還停留在「天然欸尚好」，真的是這樣嗎？其實「劑量」還是關鍵，就算再天然再健康的食物，吃到超過了一定的劑量，還是會中毒，還是會造成負面影響。

隨著科技與醫學的進步，我們逐步有系統性的了解這些毒物的特性以及防治手段。無論是天然的還是人為的，這些有毒物質都與我們的生活息息相關，也常常在不知不覺中侵蝕我們的身體，要如何避免受到毒物的影響，確實已經變成了我們最嚴酷也最重要的挑戰。

食品添加物：飲食中常見的化合物

　　食品添加劑是為了保持味道、增強口感或改善外觀，有一些添加劑已經使用了幾個世紀，例如：用醋醃製、鹽醃來保存食物，糖果的保存以及用二氧化硫來保存葡萄酒。隨著二十世紀下半葉食品加工業的興盛，開發出了越來越多的天然和人工合成的添加劑。依據《食品衛生管理法》第 3 條，「食品添加物」係指食品之製造、加工、調配、包裝、運送、貯存等過程中以著色、調味、防腐、漂白、乳化、增加香味、安定品質、促進發酵、增加稠度、增加營養、防止氧化或其它用途而添加或接觸於食品之物質。

　　因此，所謂的食品添加物是為某種目的所刻意添加，與食品因汙染或其它原因而存在或殘留之有害物質（如重金屬、細菌毒素、放射線或農藥），來源與性質完全不同。

　　目前，政府納管的食品添加物分為 17 類，參照表 6.1：

類別	藥劑名	用途
防腐劑	亞硝酸納、己二烯酸鉀、丙酸納	常添加於即食類食品殺菌劑，豆腐、豆乾、素雞
抗氧化劑	BHA、BHT	油脂、乳酪、奶油
漂白劑	亞硫酸鹽	蜜餞、脫水蔬菜、金針、蝦
保色劑	亞硝酸鹽類	限用於魚類或肉類的加工品
膨鬆劑	小蘇打、酵母粉	
品質改良、釀造及食品製造用劑	乳酸鈣	改善要加工之食品的組織形態、質地、穩定結構
營養添加劑	各式維生素	
香料		增加香味
調味劑		改善味道、增加香味
甜味劑	葡萄糖、果糖、麥芽糖	增加甜味
人工甜味劑	阿斯巴甜、糖精、乙醯磺胺酸鉀	增加甜味
酸味劑	檸檬酸、蘋果酸、乳酸	增加酸味
苦味劑	咖啡鹼、柚苷	增加苦味
鮮味劑	氨基酸	味精
黏稠劑	澄粉、卡德蘭膠、羧甲基纖維素、海藻酸納	增加黏稠度
結著劑	多磷酸鈉	常用於素食加工食品
食品工業用化學藥品	鹽酸	常用於吸附食品中的雜質
溶劑	鹽酸、甘油	協助溶解其它物質的載體
乳化劑	脂肪酸甘油脂	協助兩種不相容的液體乳化
其它	消泡劑	避免消泡

▲表 6.1 各類食品添加物：我們生活中不少食物都有添加物，但只要不過量都不會有毒

由於食品添加物是額外加入的物品，可能有毒，有一些黑心廠商常不當使用合法食品添加物，甚至使用禁用的添加物。

　　但大家真的需要這麼擔心嗎？畢竟食品添加物的安全性常受到大家關注，再加上負面新聞層出不窮。其實食品添加物若經過完整標準的審核，便沒那麼可怕，何況有些添加物人類早就使用數百年了，只要謹慎添加就可以提升食品的品質與安全，因此，最重要的就是合法並合理使用。

　　食品添加物最初多為天然存在的物質，例如多種莓類均含有苯甲酸、乳酪發酵過程產生丙酸、醋發酵產生醋酸等，除了可以增添特殊風味，同時因酸鹼度下降而能抑制微生物生長，得以延長食品的保存時間。食品添加物的使用目的很多元，例如香腸添加亞硝酸鹽不但可以維持鮮紅肉色外，更可以預防肉毒桿菌中毒；沙拉油添加維生素 E 可以避免氧化；餅乾、鬆餅添加膨脹劑可以產生鬆軟口感；添加黏稠劑可以增加醬汁的附著性及口感；甜味劑可讓不適合吃甜食的人，也可以吃到甜味的產品，更可以保障安全。

　　以下簡單列舉幾項常見的食品中的食品添加物：

◆ **奶茶**：主要成份是氫化植物油、玉米糖漿、酪蛋白、香料及

食用色素。

◆ **鳳梨酥**：主要成分是冬瓜、香精、食用色素。

◆ **果凍**：主要成份海藻酸鈉、洋菜、明膠、起雲劑、卡拉膠、香精、食用色素、甜味劑、酸味劑。

◆ **飲料或零食**：為了強調低熱量低卡並保持甜味時，常濫用人造甘味劑。

◆ **米粉**：玉米澱粉、漂白劑、黏稠劑。

◆ **香腸、火腿、臘肉**：保色劑、防腐劑。

◆ **麵包、饅頭**：乳化劑、品質改良劑、膨鬆劑、香料。

◆ **蜜餞**：漂白劑、著色劑、防腐劑、人甘味劑。

目前各國均有食品添加物的標準管理，涉及使用範圍、限量及規格。在訂定標準前都要參考動物安全性試驗資料、國際間相關法規標準與准用情形、各種食品添加物品項之理化特性、加工用途及其使用之必要性，以及使用食品之種類、範圍、加工製程及添加量等具體文獻資料，並考量各國的飲食習慣。如果業者皆遵照規範，且無黑心廠商，食品添加物是不會有太大的毒性問題。

塑膠毒素：現代文明的新危機

　　在臺灣，有人不被塑膠影響嗎？說實在我看不出來，因為塑膠結構上的穩定特性，帶給了人類生活便利性、產品多樣性、使用多選擇性……等，但塑膠穩定的特性是優點卻也是最大的缺點。塑膠一來無法分解，二來不容易找到更適合的替代產品，第三，若要以燒毀或融化的方式來消除，雖說一勞永逸，但其過程中所釋放的有毒氣體，包括戴奧辛、塑化劑這類的環境賀爾蒙（存在於環境、影響內分泌系統的脂溶性毒物），會對人體與環境造成嚴重危害。

　　塑膠毒素包括戴奧辛、塑化劑、雙酚 A 以及再生塑膠等，其中戴奧辛是一種無色、無味而且毒性相當強的脂溶性化學物質，很容易累積在脂肪組織中。體內的戴奧辛物質會隨著生殖系統傳給下一代，所以往往會造成不孕或內分泌錯亂，也易使產婦流產或產下畸形兒。此外，戴奧辛也是被世界衛生組織認證的第一級「人類致癌物」，若長期暴露，除了會傷害神經和免疫系統外，也會導致皮膚出現氯痤瘡，嚴重甚至會導致皮膚癌和死亡。

　　相較戴奧辛，塑化劑對於人體的毒性較低。塑化劑共有 200 種

以上，以毒性最高的鄰苯二甲酸二（2-乙基己基）酯（DEHP）來說，雖然只是二級致癌物（對人類無致癌證據），接觸過量仍可能傷害生殖能力，尤其是對男性的精蟲活力影響尤大。目前各國針對鄰苯二甲酸二酯規範其每日可容忍攝取量（TDI）上限範圍為 0.05 毫克／公斤，以 50 公斤成人為例，每日攝取量上限為 2.5 毫克。根據臺灣法規，已明定會添加鄰苯二甲酸二酯的 PVC 產品不得用於食品接觸和兒童相關產品上，只要購買時多加留意，便可避免黑心商品。

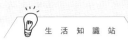

生活中的塑膠毒物

　　2011 年臺灣食藥署的統計資料顯示，使用鄰苯二甲酸二酯的 PVC 產品所盛裝的飲品含量最高為 34.1ppm，以運動飲料測出 14 ～ 34ppm 鄰苯二甲酸二酯含量來計算（350 毫升／瓶），喝一瓶攝入的量為 4.9 ～ 11.9 毫克。以 60 公斤成年人可容忍每日攝取量來換算，每天只要喝 3 瓶以上就會超標。雖然法規明訂不得將鄰苯二甲酸二酯添加至食品當中，但若有黑心廠商添加或是使用鄰苯二甲酸二酯含量超標的劣質再生塑膠當原料，就很容易危害社會大眾的健康。

　　根據法規，再生塑膠類材質中的塑化劑檢驗量，不得超過 0.1%（重量比例），也就是說，以一個 1 公斤的塑膠盆子為例，塑化劑不得超過 1 公克，且這些塑膠容器在塑化劑溶出檢測試驗中，

須低於 1.5 ppm。假設將 1 公升的沸水裝到再生塑膠瓶子超過 30 分鐘，鄰苯二甲酸二酯的釋出量必須低於 1.5 微克。這代表，溶出的塑化劑含量非常低，大眾其實不須恐慌！

另一方面，根據《食品器具容器包裝衛生標準》，塑膠回收材料不得使用於食品容器具及包裝之製作，原因在於這些廢塑膠的製程品質良劣不一，可能會含有大量腐敗變質成分、細菌、重金屬雜質以及各種化學物質。根據統計，廢塑膠較容易殘留的重金屬有銻、鉻、錳、鐵等，雖然含量相當少，重製後能測出重金屬量的可能極低，但若長期接觸這些有毒物質與食品，重金屬便可能隨食物進入人體，日積月累，造成神經、腎臟、肝臟和消化的毒性和危害。

就現實層面來說，我們無法去評估再生塑膠「過量」釋放毒素及人體「長期」暴露的確切數字，也就是無法評估中毒致病的兩大關鍵：劑量與時間。如此下來，當然就無法有效的以現有的科學方式去評估其對人體的真正影響。畢竟回收利用並不能防止塑膠廢物對環境的影響，只是延遲它進入垃圾掩埋場或自然環境的時間而已，有效的限制產量，以及尋找更環保的替代材料才是處理塑膠問題的不二法門。

亞硝酸鹽：一不小心就會致癌？

　　亞硝酸鹽主要來自蔬菜與肉品，而蔬菜裡的亞硝酸鹽是從氮素變化而來，而氮素是植物生長必備養分。然而，氮素怎麼會變成亞硝酸鹽？氮素會先被土壤中的細菌分解為硝酸鹽，接著，植物會在晚上吸收硝酸鹽，再於白天時藉由日照，把硝酸鹽製造成氨基酸與蛋白質。最後，在酸性、高溫的環境或受人體內細菌影響，硝酸鹽便會轉化成亞硝酸鹽。因此在我們食用的蔬菜裡頭，一定會同時含有氨基酸與蛋白質、硝酸鹽，只是含量多寡的差異，只要蔬菜接受的日照時間較長，硝酸鹽就會少一些。

　　硝酸鹽含量過多，是硝酸鹽來不及變成胺基酸所致。導致硝酸鹽過量的原因有二：（1）過度施肥導致氮素太多，或施肥季節不符合。（2）日照時間不足，選擇在陰雨天採收，或太早採收。此外，陰雨天也會導致雨水將空氣中的氮素沖刷入土壤中，增加氮素含量，使得植物間接吸收到更多硝酸鹽。

　　硝酸鹽與亞硝酸鹽本身對人體無害，在人體腸胃中甚至可以協助殺菌並於二十四小時內自然代謝。那為什麼硝酸鹽的延伸物亞硝

酸鹽會成為致癌物？這是因為亞硝酸鹽會與肉類中胺基酸所衍生的「二級胺」發生反應，產生「亞硝胺」，而亞硝胺正是一種致癌物。

高蛋白質的食物都會有胺類，屬於胺基酸的分解產物。胺類的種類眾多，但通常只有當蛋白質含量高的肉類或海鮮發酵或腐敗的時候，才會生成二級胺，在新鮮的肉品上幾乎不存在，除此之外，加工肉品中的二級胺含量也非常少。

吃什麼會讓身體產生亞硝胺？

含亞硝酸鹽食物與含胺類食物合吃

在日常生活中，我們也時常從肉品類攝取到亞硝酸鹽，因為亞硝酸鹽常用來防止肉類食物腐敗及預防肉毒桿菌生長，例如香腸、臘肉、培根、火腿、熱狗等。少數蔬菜如紅蘿蔔及菠菜，則含有少量亞硝酸鹽。

而含胺類食物主要為乾燥的海產類食物，例如鯖魚、鰻魚、章魚、蚵乾、蝦米及魷魚乾。含有胺類的生鮮海產則包括干貝、鱈魚、秋刀魚等。少數水果如番茄及香蕉，也含有二級胺成分。值得

注意的是，熟成的硬起司（matured cheese）中也含有多種胺類。

含亞硝酸鹽食物與含胺類食物合吃，在腸胃中容易產生亞硝胺，例如火腿及熟成硬起司、香腸及魷魚一起吃，或是香腸、臘肉與秋刀魚一起吃等。另外，優酪乳或養樂多與香腸或火腿、熱狗一起吃，會增加亞硝酸鹽在腸胃道的濃度，導致亞硝胺的生成增加。但如果平常就有喝優酪乳或養樂多的習慣，便可抑制腸道有害細菌合成亞硝胺，降低亞硝胺濃度。

含亞硝酸鹽食物	含胺類食物	可能一起食用的場合
火腿	熟成起司	火腿起司三明治
香腸	魷魚	夜市裡的烤香腸跟魷魚
熱狗	優酪乳／養樂多	便當
紅蘿蔔	番茄	番茄炒紅蘿蔔

▲表 6.2 應該避免一起食用的食物：其中以加工肉品最有可能被食用

• 直接吃含亞硝胺的食物

煙燻或鹽醃的肉類（如鹹魚、鹹肉等），或是啤酒及威士忌便含有少量的亞硝胺。另外含亞硝酸鹽的食物如果經過油炸、煎、烤

等直接加熱，也會生成亞硝胺。如果改用水煮、蒸或微波爐加熱，便可大量減少亞硝胺。

• 含硝酸鹽的蔬菜或食物

在人體每天吃進的硝酸鹽中，蔬菜占 86%。其中蘿蔔、大白菜、芹菜、雪裡紅、茄子等蔬菜，由於吸故土壤中的氮肥，因此富含硝酸鹽。另外不新鮮的蔬菜也含有硝酸鹽。除此之外，如果將含硝酸鹽的蔬菜用鹽醃製也會產生亞硝酸鹽，例如醃蘿蔔。

這類食物會經由腸胃道細菌代謝後，便會產生亞硝酸鹽。或者是蛋白質食物經腸胃細菌代謝成硝酸鹽，再經由口腔細菌分解為亞硝酸鹽。不論是哪種途徑，最終都會在腸胃道中合成亞硝胺。

事實上，只要人體吸收大量的亞硝酸鹽便會中毒，病人會有變性血紅素症、烏嘴病（Enterogenous Cyanosis）、腸胃炎、呼吸困難、意識不清等等症狀。

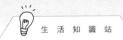

預防亞硝胺毒性的方法

1. 用食療抑制亞硝酸鹽：

只要多吃含維生素 C 與維生素 E 的食物，或富含多酚類的茶、咖啡、蔬菜及柑橘類水果，都可有效的使亞硝酸鹽迅速在胃中被破壞，抑制亞硝酸鹽與胺類的反應，阻止亞硝胺合成。此外，目前西方國家會使用維生素 E 來取代亞硝酸鹽當作食物防腐劑，使得胃癌發生率大幅下降（參照表 6.3）。

富含維生素 C	水果類：芭樂、奇異果、木瓜、草莓 蔬菜類：花椰菜、苦瓜、青江菜、豌豆
富含維生素 E	蔬菜類：青花菜、菠菜、高麗菜 蛋豆類：雞蛋、大豆（包括豆漿、豆腐類製品） 堅果類：杏仁、核桃、花生

▲表 6.3 食療可吃的食物：富含維生素 C 跟 E 的食物都可以有效抑制亞硝酸鹽

2. 不吃含亞硝胺的食物：

不吃煙燻或鹽醃的魚、肉類及食物，且儘量不要用烤、油煎、炸等直接加熱的方式處理含亞硝酸鹽的食物。最好的料理方法，就是使用水煮、蒸熟等方式，例如清蒸魚類、燙青菜等等。

3. 不吃不新鮮或鹽醃製蔬菜類食物：

新鮮且富含纖維類的食物，如五穀雜糧，或是多喝優酪乳或養樂多以促進腸道蠕動，這些都可以抑制有害細菌的生長，減少這些腸道細菌合成亞硝胺致癌物質。

黃麴毒素：導致死亡的黴菌

　　我很熟悉黃麴毒素，因為在美國麻省理工學院做科研的時候，研究了很多關於黃麴毒素致癌以及如何防止的相關工作，而指導我的教授是美國科學院院士傑拉德・沃根（Gerald Wogan）教授，他也是第一位發現黃麴毒素的科學家。

　　黃麴毒素便是俗稱發霉後長出的來毒物，毒性極強，是砒霜的 68 倍、氰化鉀的 10 倍，對肝臟組織的破壞性極強，還是非常強的生物致癌劑，只要 1 毫克就達到致癌劑量，因此，1993 年它就被世界衛生組織的癌症研究中心（IARC）劃定為一級致癌物。

　　黃麴毒素主要是由麴黴屬的真菌所產生的代謝產物。目前已知的黃麴毒素種類超過 20 種，常見的包括：黃麴毒素 B1、B2、G1、G2，其中 B1 為最毒的種類。若動物吃到被 B1 或 B2 汙染的飼料後，便會於體內產生黃麴毒素 M1、M2，並分布到母乳之中。因此，目前臺灣的法規會依據食物種類訂定黃麴毒素的限量標準，例如花生所含的黃麴毒素應限制在 15ppb 以下。

　　黃麴黴菌大量孳生時會同時釋出大量毒素，汙染被感染的食物。環境中受黃麴毒素汙染的程度越高，人類的致肝癌率也越高，

罹患胃癌、腎癌的發生率也會提高。因此,那些愛吃易產黃麴毒素食物的人,風險也較大。

黃麴毒素會出現在哪呢?最顯而易見的答案便是發霉的花生。除此之外,五穀雜糧、堅果類、豆類、南北乾貨類、辛香料、醃漬類食品、古法釀造製品、地瓜粉及麵粉等食材,甚至是咖啡豆中,都曾經驗出黃麴毒素。這多半是因食物沒有真空包裝,或是開封後沒放入冰箱造成的食物汙染。除此之外,黃麴毒素的生產量會受到溫度、濕度、基質、培養時間以及地區菌株的影響。

如果將受汙染的玉米、五穀雜糧作為飼料餵食雞、鴨、魚、牛、豬,便會導致這些動物的內臟(尤其是肝臟)、牛乳以及蛋中的黃麴毒素濃度較高。

黃麴毒素也有可能入侵乳製品,雖然加工後的毒性較弱,但長期食用還是會造成肝臟損傷,影響吸收和代謝。黃麴毒素也會影響免疫系統,使免疫力低下,造成免疫系統難以殺死腫瘤細胞。如果是長期但低劑量食用,會使得肝細胞突變的風險增加,進一步誘發肝癌,使 B 型、C 型肝炎患者及帶原者罹癌的風險增高。除此之外,長時間飲酒的人往往有不良的習慣,就是將花生作為配菜,也是誘

發肝癌的高危險群。就算真的要吃，也應選擇帶殼且包裝完整無破損、變色的花生。除此之外，由於難以辨別帶殼花生是否壞掉或發霉，也應避免食用散裝製品，因為原料的好壞根本無從辨別。

而且，不同於一般黴菌經蒸、煮、炒、炸可被消滅，黃麴毒素需在 260℃ 以上的高溫才可被消滅，換句話說就是一般的加熱無法完全消滅黃麴毒素。受到黃麴毒素汙染的食物，可用烤箱高溫烘烤的方法去除，像花生約可減少 20～40% 毒素，而堅果類更可減少 50～90% 的毒素，這便是為何市面上許多花生或玉米製品都是爆炒或油炸而成，因為高溫製程能減少約 65% 有害物質，大大降低致癌風險。

生成的原因	1. 食物沒有真空包裝 2. 開封後的食物沒有冷藏保存
影響	1. 侵害免疫系統，造成免疫力低下 2. 使得 B 型、C 型肝炎患者及帶原者罹癌的風險增高 3. 長期食用容易誘發肝癌
慢性病徵	細胞受損、畸胎及突變甚至致癌反應
急性病徵	嘔吐、腹痛、肺水腫、痙攣、昏迷、胰臟充血或肝、腎、心衰竭或腦水腫甚至死亡

▲表 6.4 黃麴毒素的成因與影響：黃麴毒素對人體傷害很大，必須從生活中落實避免

如何預防黃麴毒素？

　　有些人可能會以為只要把發霉的地方切除，吃沒有發霉的地方，就可以避免被毒物侵蝕。但這種想法其實大錯特錯，因為很多黴菌絲是肉眼無法看到的，像是麵包、水果甚至是蔬菜上的黴菌，你可以能以為只有 1/2 發霉，事實上整個食物早就都充滿了黴菌，所以遇到發霉的食物，千萬別猶豫，快點丟棄吧！

　　之前曾有一對夫妻把發霉的花椒沖洗過後拿去燉湯，以為沖掉了黴菌加上高溫烹煮後就沒事了，但很多黴菌是無法透過高溫去除，長期累積下來便有可能染上肝癌。

　　即便是把食物放在冰箱，但每個人使用冰箱的習慣並不同，若沒有定期殺菌、打掃，甚至可能會讓冰箱也發霉，讓放在冰箱裡的食物通通被汙染。

除此之外，還有一些原則可以幫助我們避免黃麴毒素：

◆ 挑選新鮮蔬果與肉類，並放置於冰箱，採先進先出的方式處理食材。

◆ 將食材放置通風處，因為大部分黴菌都無法在通風良好的環境生長。

◆ 降低水分跟濕度，採購除濕機來降低家中濕度。

◆ 少吃內臟類、醃漬類、乾貨及調味醬油。

◆ 注意蔬果的收成、運輸、貯藏程序。

◆ 購買新鮮、真空包裝的主食類食物，觀察是否長黴。如果包裝破損或色澤改變，就別買了。

◆ 食物開封後最好以乾燥的密封罐貯存在低溫、乾燥處，並在有效期限內吃完。

老一輩的觀念可能尚未修正，導致容易囤積食物、塞滿冰箱，但並不是放在冰箱就不會發霉，甚至可能會導致周遭食物也染上黃麴毒素，所以要請家人不要再塞滿冰箱了！

農藥：農產品中隱藏的殺手

根據《農藥管理法》，農藥的定義為：「用於防除農林作物或其產物之病蟲鼠害、雜草者，或用於調節農林作物生長或影響其生理作用者，或是用於調節有益昆蟲生長者」。事實上，農藥依據防治對象分為殺菌劑、殺蟲劑、除草劑、殺蟎劑、殺鼠劑、殺線蟲劑、植物生長調節劑、除螺劑等（參照表 6.5）。

殺蟲劑	防除昆蟲及其它節肢動物。
殺菌劑	防除真菌病害（包括露菌病、晚疫病、銹病、白粉病等）。
除草劑	防除雜草。
除蟎劑	防除寄食植物及動物之蟎類。
殺鼠劑	防除農田中的野鼠。
植物生長調節劑	促進植物之生長、開花或再生。
殺線蟲劑	防除線蟲。

▲表 6.5 主要農藥個別的功能：農藥在生活中非常常見，但只要注意劑量，就可以有效提高產量

國內農藥分類與國際相同，目前已核准登記的殺菌劑有 436 種、殺蟲劑 443 種、除草劑 184 種、殺蟎劑 38 種、殺鼠劑 12 種、殺線蟲劑 13 種、植物生長調節劑 54 種、除螺劑 4 種，另有殺蟲蟎混合劑 1 種，殺蟲殺菌混合劑 1 種，共計核准登記 1,186 種農藥產品，而其農藥有效成分計 361 種。

大部分農藥的作用是殺蟲、殺菌或除草，根據劑量的多寡多少會對人體、動物或環境造成風險或危害。但相對的，農藥也可用來防治有害病、蟲或雜草，以及提高農作生產量，這就代表只要是精準的施用，便可以達成平衡。

生物性農藥

生物性農藥是指天然物質如動物、植物、微生物及其所衍生之產品，包括微生物製劑、天然素材農藥及生化製劑。生物性農藥對人畜較為安全無毒害，且不會危及鳥類及其它非目標生物，對生態環境較安全。國內已登記生物性農藥產品約 42 種，包括微生物製劑（蘇力菌、枯草桿菌及木黴菌），或是天然素材（除蟲菊精）等。

• 天然素材農藥

是指沒有藉由化學方法精製或合成的天然產物農藥，如茄科植物中的菸鹼（Nicotine）、菊花中的除蟲菊精（Pyrethrum）、蘆藤中的魚藤精（Rotenone）、百合科中的藜蘆鹼（Sabadilla, Vertrine）以及喬木中的印楝素（Azadirachtin）等。這些生物性原料會先經脫水乾燥等保存處理，再經過壓榨、磨粉、製粒等加工程序，目的是為了提高有效成分含量（將天然素材濃縮）。

• 生化農藥

包括將昆蟲費洛蒙等生物性素材經過化學萃取或合成的農藥，但機制無毒，包括甜菜夜蛾費洛蒙、斜紋夜蛾費洛蒙等。

• 農用微生物製劑

指將作物病原、害蟲、雜草防治或誘發作物抗性之微生物或其有效成分，經由配方所製成的產品。微生物來源多半是自然界分離出來的細菌、真菌、病毒和原生動物等，但也可以人工改良，例如經過人為誘變、汰選或遺傳基因改造。

化學農藥

農藥的大宗，依其化學結構可分為有機磷劑（Organic Phosphate）、有基氮及雜環化合物（Organic Nitrogen and Heterocyclic Compounds）、氨基甲酸鹽劑（Carbamates）、合成除蟲菊精類（Pyrethroid）、尿素系（Urea）、三唑系（Triazole）、三氮井系（Atrazine）、苯氧酸系（Benzoic Acid）、二硫代氨基甲酸鹽類等（Dithiocarbamate）。對哺乳動物急性毒性較強的是有機磷劑，其次為氨基甲酸鹽劑。除此之外，合成除蟲菊精類對水生生物毒性極高，而三唑系、三氮井系、二硫代氨基甲酸鹽類及尿素系農藥一般急毒性較低。

根據臺灣農地施用農藥量調查，2001 年的施用量為 9.7 公斤／公頃，但至 2018 年每公頃農藥用量卻高達 17 公斤，這背後主要有三個原因：

◆ 臺灣處在亞熱帶地區，氣候溫暖多濕，農作物病蟲害種類繁多。

◆ 農民對農藥依賴性高。

◆ 農作物有 69.5% 是園藝作物，加以臺灣栽培技術精進，使得農作物生長期間縮短，提高栽種次數，以致增加農藥使用次數。

而在全球，農藥的使用量也是逐年成長，其中以除草劑為主，在 2012 年除草劑銷售額占所有農藥銷售額 44%，而殺蟲劑和殺菌劑各占 26%。

　　既然每年都會施用那麼多的農藥，那農藥是否會累積在環境中？

農藥殘留

　　農藥依效期（殘留性）長短可分為長效性、中效性、短效性，不同的農藥累積性都不一樣，主要根據在環境中分解的時間而定，並可幫助預測農藥是否會於環境中累積，以及持久性等。農藥分解效期的區別，來自於農藥成分的半衰期，也決定影響環境和人體健康的時間有多久。

　　我們可以簡單將農藥半衰期分為 3 組：

- 低度半衰期：<16 天。
- 中度半衰期：16 ～ 59 天。
- 高度半衰期：>60 天。

半衰期短的農藥較不會持續存在於環境中，而半衰期較長的

農藥較容易累積，也會導致周遭地表水、地下水、植物和動物的汙染。目前針對高風險的農藥種類，可區分為以下 5 種：

- 含重金屬農藥：半衰期 10 ～ 30 年。

- 有機氯農藥：半衰期 2 ～ 4 年。

- 有機磷農藥：半衰期 0.02 ～ 0.2 年。

- 氨基甲酸鹽農藥：半衰期 0.02 ～ 0.1 年。

- 其它農藥：半衰期 0.01 ～ 0.5 年。

此外，環境條件的不同，也會影響農藥的衰退時間。農藥施用後可能會存在於空氣中，並進入土壤、水體，或被植物和動物吸收。農藥在環境中遺留的結果（環境宿命）取決於農藥的物理和化學特性以及環境條件，簡單來說，不同的物理和化學特性的農藥施用後，會因為通過土壤的可能性（土壤流動性）、在水中的溶解度（水溶性）、進入空氣中的可能性（揮發性），而有不同的半衰期。除此之外，農藥施用後，也會因為暴露於陽光下（光解）、暴露於水中（水解）、暴露於其它化學品中（受到氧化和還原作用分解）、微生物活動（細菌、真菌和其它微生物分解）、植物或動物本身的

新陳代謝等，而有不同的化學作用。

　　所以，無論是陽光、溫度、濕度、氧氣的多寡、土壤的類型（沙子，黏土等），土壤或水的酸性程度，以及微生物活性等，都會影響農藥在環境中的半衰期。我們以百滅寧（Permethrin）為例：

- 在土壤中的半衰期大約為 40 天，需耗時 11 ～ 113 天。
- 在水中的半衰期為 19 ～ 27 小時，如果沉澱於水中，則可以持續一年以上。
- 在植物表面的半衰期為 1 ～ 3 週，取決於植物種類。
- 在室內的半衰期變化很大，可能 0 天，也可能超過 20 天。

　　通常而言，我們會認為半衰期短的農藥可以快速分解、不會持續存在於環境中，因此是最好的選擇。但事實並非如此。我們以實際運用來說明，假設農民需要短期使用農藥，使得農地不受蚜蟲破壞，這種時候如果使用半衰期只有幾小時的農藥，便需要多次施放進而增加人體接觸農藥的機會，提高非目標動物和植物的危害風險。因此農藥的選用，需要視實際需求來決定，半衰期短並非是最好的選擇。

目前國際上對於新農藥申請登記，都會嚴格要求提供以哺乳動物為試驗體之急性毒性試驗及慢性毒理資料，如致癌性、生育毒性或畸胎性試驗，並需要提供更多對環境生態影響之毒理試驗資料，以及該藥劑已在美、加、德、英、法、日、荷蘭、瑞士及澳洲等九國中任一國家上市之證明文件。

農藥的毒性

農藥毒性的定義為，凡物質過量即具有毒性，所以關鍵還是劑量。大部分適量使用的農藥對人、畜及環境並不具毒性，亦不會造成不良影響，農藥之毒性廣義可分為對哺乳動物急性、慢性毒性及對生態環境之影響（包括對水生物、鳥類之急性、慢性毒性、蜜蜂蚯蚓等有益生物毒性等）。

農藥毒性檢測方式

農委會將農藥分為四級：極劇毒、劇毒、中等毒、輕毒（含低毒）農藥。劇毒農藥中以有機磷劑居多，其次為氨基甲酸鹽劑及薰

蒸劑，其中，巴拉刈因無解毒劑且易誤食中毒死亡，亦列入劇毒農藥管理。

新農藥登記均需嚴格審核其急性毒性及慢性毒理資料，一般以大鼠及狗進行長期餵食毒性、以大鼠及小鼠進行致癌性試驗、以大鼠及白兔進行致畸胎性試驗，並以大鼠進行至少二代之生育毒性試驗（參照表6.6）。農藥的審查會確定其無毒害藥量（NOEL），並訂定殘留安全容許量。

實驗類別	常見實驗動物
長期餵食毒性	大鼠、狗
致癌性實驗	大鼠、小鼠
致畸胎性實驗	大鼠、白兔
二代生育毒性實驗	大鼠

▲表6.6　常見的實驗與實驗動物：多數實驗都先從大鼠開始，在逐步推測到人體的劑量

● 急性毒性

農藥的急性中毒是指觸碰、飲用或吸入農藥後，在短時間內出現中毒情況。通常這都是因為農藥操作不當或誤飲而導致，例如在

短時間內大量接觸到有機磷農藥，便會在 24 小時內出現頭暈、頭痛、噁心、嘔吐、多汗、胸悶、視力模糊、無力等症，瞳孔可能縮小。嚴重一點的情況，甚至會傷害到內臟、導致死亡。

● 慢性毒性

慢性毒性是指長時間、高頻率的接觸到農藥後所帶來的中毒現象，即是指慢性中毒。我們同樣以有機磷農藥為例，如果是低劑量但長時間接觸有機磷農藥，便會導致農藥在體內累積、難以排除，造成神經混亂、情緒激動及疲勞等病徵。長期下來甚至可能造成生殖器病變或罹患癌症。

農藥對環境的影響

雖然農藥通常都在農田裡施作，但是由於土地、水源、空氣會流通，不少農藥在噴灑後會離開農田，進入我們的生活環境之中，影響了我們的飲用水、食物，甚至破壞了鳥類、魚類的生活環境，造成生物大量死亡。

在談到農藥對環境與生物的傷害以前，我們必須先釐清一件事：大自然中所有生物都有其存在意義。這是由於自然界是由多個食物鏈所組成，而人類與大型動物通常位於食物鏈最頂端。這代表，當食物鏈中某一環的生物因為環境汙染大量死亡，人類所能食用的食物也會迅速減少。

　　以水汙染為例。農藥會透過地下逕流排放到河水、湖水，並累積在水源之中。這不但會導致水被汙染，也會使得水中的生物相繼死亡、湖水變成死水，不再能供應食物給周遭的鳥類。當鳥類沒辦法從原有的水源中攝取食物，便會提高誤食顆粒狀農藥的機會，如巴拉松、亞素靈（Azodrin）、加保扶（Carbofuran）、納乃得（Methomyl）對鳥類而言都是劇毒。

　　除此之外，大量噴灑的農藥雖然有目標生物，例如害蟲，但也會攻擊到非目標生物，例如蜜蜂、蚯蚓、蠶、捕食性或寄生性昆蟲等有益生物。大家都知道這些有益的生物幫助了植物授粉、增加土壤營養，如果這些非目標生物也因為不當的農藥噴灑而死亡，最終就會導致農田生產的食物越來越少。

　　從以上可知，農藥的登記與使用需要非常嚴謹的規範，施用的

頻率也應被嚴格控制，這樣才可以減緩農藥對環境的影響。

臺灣常見的農藥中毒種類症狀及醫療處理方式

- **殺蟲劑類**

  - **有機磷中毒**：如美文松（Mevinphos）、大滅松（Dimethoate），常見症狀包含腹瀉、頻尿、瞳孔收縮、心跳下降、氣管收縮、嘔吐、流淚、口水流不停及肌肉收縮，另外會有心感不安，意識混亂等症狀。治療方式以阿托品（Atropine）拮抗作用抑制反應，每 4 小時靜脈慢注射給予，並持續 2 ～ 5 天。

  - **胺基甲酸酯中毒**：如拜貢、加保扶，由於中毒症狀跟有機磷中毒非常相似，兩者不容易分辨，常見症狀包括痰多、流汗、流口水、腹痛、腹瀉、胸口悶、呼吸喘頭痛、視力模糊，較嚴重時會出現瞳孔縮小、心跳過慢、肌肉無力或麻痺、痙攣及昏睡。治療方式除了洗胃、使用活性碳以外，跟有機磷中毒時的處理方式皆相同。

  - **除蟲菊類中毒**：如百滅寧類，雖然除蟲菊農藥較為安全，但

中毒時仍會有噁心、嘔吐或呼吸道症狀症狀，治療以支持療法為主，不須催吐、洗胃。

- **除草劑類**

  - **巴拉刈中毒**：巴拉刈主要藉由形成過氧根離子來造成細胞膜脂質過氧化（Lipid Peroxidation）而細胞死亡，誤食後的死亡率高達 60 ～ 70%。巴拉刈中毒的症狀包含口腔黏膜潰瘍、噁心、嘔吐、腎小管壞死、肝細胞毒性及膽汁滯留，猛暴性中毒者在數天內便會因多重器官衰竭而死亡。即便只是中度中毒，亦有可能破壞肺組織及使肺纖維化（Pulmonary Fibrosis），導致病患在 2 ～ 3 週內因缺氧而死亡。一般來說，巴拉刈中毒必須洗胃。

  - **嘉磷塞中毒**：如年年春（Roundup），毒性及死亡率均低，會有嘔吐、腹瀉症狀，多半注意水分及電解質之補充即可。

- **殺鼠劑類**

  殺鼠劑種類相當多，如滅鼠靈、獵鼠、得伐鼠，中毒症狀包含

出血問題，像是血尿、血便、皮下瘀血等，若急性中毒需要洗胃和跟服用活性碳，並提供新鮮血漿輸血。

巴拉刈禁不禁？

巴拉刈是在臺灣被廣泛使用的除草劑，一大罐只要數十元，毒性又非常強，可以說是效果絕佳的農藥之一。然而，巴拉刈可怕的毒性，卻也導致的極高的致死率，只要不甚飲入 3cc，便可能死亡，因此成為自殺的首選。不少農民在操作巴拉刈時，防護設施不夠徹底，常常發生噴濺到皮膚、眼睛造成潰爛，或者因省錢而用裝巴拉刈的寶特瓶飲水，導致憾事不斷發生。

除了可怕的致死率，長期暴露到巴拉刈也可能會導致神經系統疾病，歐盟在 2007 年禁用巴拉刈時，便是考量到可怕的致死率以及引發帕金森氏症的潛在疑慮。除了歐盟以外，中國也在 2012 年宣布逐步淘汰，目前全球仍在使用巴拉刈的國家包括巴西、南非、日本、印度、印尼等。

巴拉刈中毒後，會引發腸胃道潰傷、皮膚潰爛、眼睛灼傷、腎衰竭、肝衰竭、肺水腫或纖維化、心肌不整等症狀，雖然臺灣在2019年已全面禁用巴拉刈，但若有機會操作到巴拉刈時，仍須特別注意。若不慎暴露，則需把握黃金治療時間，結合血液透析跟類固醇治療，來降低死亡率。

　　除了巴拉刈以外，在臺灣非常盛行的除草劑年年春，在美國也引發了致癌爭議。2018～2019年，美國有兩起工人因長期使用年年春導致罹癌的法律案件。由於生產年年春的公司聲稱旗下產品並無致癌風險，因此工人一狀告上法院，兩起案例分別於2018年與2019年一審宣判，都判生產公司孟山都敗訴。這兩起案例，讓美國不少除草工人也試圖藉由法律爭取賠償。這個例子正說明，隨著科技進步，農藥是否致癌的研究也會更新與修正，在使用農藥時採取適當的防護措施才是根本之道。

正確清洗蔬菜，避免農藥殘留

　　儘管政府有明確規定的農藥施作方式，但礙於施作的差異、法規難以管控與落實，以及氣候、土壤等不同因素導致農藥使用量的不同，不少農產品在採收後仍然會驗出農藥殘留，尤其是精緻漂亮的蔬果更是如此。2022 年消基會調查市面上蔬果的農藥殘留比例，便發現青江菜、小白菜這類居家常見的蔬菜，有 3 成農藥殘留。除此之外，美國的非營利組織也在同年列出 12 種容易殘留農藥的蔬果，分別是草莓、菠菜、羽衣甘藍、甜桃、蘋果、葡萄、甜椒、櫻桃、桃子、梨子、芹菜、番茄。

　　一般而言，造成農藥殘留的多半是接觸型藥劑的農藥，因為噴灑在蔬果表面，因此容易造成高比例的殘留。這種狀況自然讓消費者人心惶惶，市面上也因此出現了不少蔬果清潔劑。然而，清除掉

殘餘的農藥並不困難，只要把握幾大原則便可以減少吃進農藥的風險！

◆ **葉菜類仔細清洗**：由於葉菜類的根莖與葉面範圍較廣，不少人在洗菜時會漏掉，因此依照殘留比例的差異，仔細清洗葉面、莖部與根部，便可減少農藥殘留。

◆ **使用鹽或小蘇打**：在洗菜水中加入適量的鹽或小蘇打，並把蔬果浸泡 3 ～ 5 分鐘，有助於將附著的農藥融入水中。切記，時間到了後要將浸泡的水倒掉，再用小量的清水沖洗 5 ～ 10 分鐘，讓水流沖走蔬果的殘留農藥。

◆ **先清洗再切除**：透過徹底的清洗後，再將容易殘留農藥的蒂頭、根部，以及蔬果凹陷的部位切除，可以避免刀具上沾附農藥汙染了廚房用具。

細菌：食物中毒的原因

　　細菌類中毒最常發生的便是食物中毒，根據定義，食物中毒泛指兩人以上因食用相同食物並產生相似症狀，因此可將食物中毒視為多人中毒的事件來看。為了檢測食物中毒，必須針對患者的嘔吐物、血液採檢確認。

何謂食物中毒？

　　即食物被細菌汙染所引發的疾病，汙染的物質包括細菌、病毒及寄生蟲，或是其產生的毒素等病原體。症狀以消化系統障礙為主，尤其是急性腸胃炎之症狀，包括嘔吐、腹瀉、腹痛。臺灣發生的細菌性食物中毒事件中，以腸炎弧菌（Vibrio parahaemolyticus）占大多數（67.5%），其次是金黃色葡萄球菌（Staphylococcus aureus）占 18%，以及仙人掌桿菌（Bacillus cereus）占 11.7%。

導致食物中毒的常見細菌

• 腸炎弧菌

潛伏期 4 ～ 24 小時，主要是因為海鮮貝類在沿海或海底土壤中受到汙染。腸炎弧菌繁殖快速，非常容易達到致病程度。一般除了腸胃症狀外，還會有血便出現。如果食物的容器、砧板，或廚師雙手生食及熟食不分，則受汙染食物很快達到致病濃度。

• 金黃色葡萄球菌

潛伏期 1 ～ 6 小時，即使熱水煮沸仍無法破壞。症狀包括急性腸胃炎、脫水和休克。金黃色葡萄球菌在化膿傷口上特別多，如果手上有化膿傷口就去觸碰食物，食物便會被汙染。

除此之外金黃色葡萄球菌容易在一些不會重複加熱的食物上繁殖，像是沙拉、三明治、火腿等。若不當保存食物，也會造成金黃色葡萄球菌迅速繁殖並產生毒素。中毒的患者會在 6 個小時內出現噁心、嘔吐、胃痙攣和腹瀉，並在 1 ～ 3 天後康復；少數患者會出現脫水、休克等嚴重情況。

• 病原性大腸桿菌（E.coli）

潛伏期 8 ～ 24 小時以上，分布在飲水、土壤、人體腸胃道中，如果已受感染的人員或動物接觸到食品或水源，便會傳染。其中最可怕的是會引起腸道出血的出血性大腸桿菌（E. coli O157），毒性很強、是一種人畜共通菌，如果吃下烹煮不當的牛肉（特別是絞肉）、生牛肉、生牛奶及未經消毒之飲用水，便有可能中毒。患者的症狀有發燒、全身溶血、出血、甚至急性尿毒症。

• 沙門氏桿菌（Salmonella）

潛伏期 6 ～ 72 小時，分布在人類、家畜、家禽類的腸胃道，容易汙染肉類及雞蛋。沙門桿菌的傳播，可能是由直接吃下受汙染的食物，或是經由鼠類、昆蟲汙染食物，間接引起中毒反應。中毒的患者會有發燒、腹痛、嘔吐、腹瀉，且大便為黃綠色水便、有惡臭，若是發生兒童上需要特別注意，可能因急救治療不及時導致死亡。我就曾在大學一年級的時候因誤食清潔不完全的蛋而中過此毒，為期整整 3 天上吐下瀉，還因此脫水 13 公斤，深知此細菌的威力。

● 臘腸桿菌（Clostridrium botulism）

又叫作肉毒桿菌，潛伏期 12 ～ 48 小時，常發生在香腸、火腿、肉類罐頭以及發酵的豆類，能產生耐熱的肉毒毒素（Botulin），是最劇毒性的神經毒素之一。肉毒桿菌中毒通常是因為沒有徹底殺菌或充分加熱，導致肉毒桿菌在厭氧的環境下產生毒素。中毒的患者會產生便秘、昏睡、倦怠、食慾不振、眼瞼下垂、吞嚥困難、頭部失去控制、肌肉張力低下及全身性虛弱，有時會發展至呼吸無力衰竭而死亡。

● 仙人掌桿菌（Bacillus cereus）

主要分為腹瀉型與嘔吐型。腹瀉型的潛伏期為 6 ～ 15 小時，嘔吐型則為 0.5 ～ 6 小時。腹瀉型的症狀以腸胃發炎為主，多半是吃入被汙染的香腸、濃湯、果醬、沙拉等；嘔吐型的症狀則是噁心跟嘔吐，原因大多是吃入放置於室溫過久的食品，像是放在室溫保存的米飯。值得注意的是，受到仙人掌桿菌污染的食物並不會有明顯特徵，但由於症狀較為輕微，只要適當補充水分跟電解質，並休息 1 ～ 2 天即可康復。

如何避免細菌性食物中毒？

　　食品中毒的主因不外乎是冷藏及加熱處理不足、食品調製後在室溫下放置過久、生食與熟食交叉汙染、烹調人員衛生習慣不良、調理食品的器具或設備未清洗乾淨及水源被汙染等。而常見的食品中毒症狀包括腹瀉、噁心、嘔吐、腹痛、發燒、頭痛及虛弱等，有時候伴隨血便或膿便，但是不一定所有的症狀都會同時發生。

　　除此之外，患者年齡、健康狀況、致病原因以及吃入的數量等因素，均會影響中毒症狀及嚴重程度。抵抗力越弱的人症狀越嚴重，甚至可能會死亡。一般食物中毒的症狀會持續 1 ～ 2 天，有些會持續 7 ～ 10 天。

　　聽起來很可怕，但事實上，只要注意以下幾點就可以避免食物中毒：

◆ **食物徹底加熱**：適當的加熱過程可以殺死細菌，也可以除去某些毒素，例如肉毒桿菌毒素在沸水加熱 10 分鐘後即失去活性。但是，有許多毒素耐熱，例如金黃色葡萄球菌產生的毒素在高溫烹煮過後仍然不會被破壞。

◆ **控制加熱溫度**：7 ～ 60℃ 之間稱為危險溫度帶，因為有利於很多細菌生長繁殖。所以，加熱溫度需超過 70℃ 才能滅菌。至於食物保存，如果是熱存溫度需高於 60℃，冷藏溫度需低於 7℃ 才能抑制細菌生長。因此完成的食物千萬別在室溫下放置超過 2 小時，夏天時（室溫超過 32℃）勿放置超過 1 小時。

◆ **遵守食物處理原則**：包括選用新鮮的食材、徹底清潔、區分生熟食、避免交叉汙染、徹底煮熟、注意保存溫度及使用乾淨的水與食材等。

◆ **選擇性飲食**：避免冷食、生食、不吃來路不明的食品，選擇衛生優良餐廳用餐。

◆ **遵守個人衛生原則**：吃飯前洗手、使用乾淨的碗筷吃飯。

酒精：小心享樂之時卻不慎中毒

　　酒精中毒是指飲酒對身體造成的影響。除了酒精（乙醇）的毒性之外，酒精的代謝物（乙醛）的活性也會引起後遺症，影響可能要攝入數小時後才會出現。

酒精中毒

　　在喝兩杯或以上的酒後，便可能出現酒精中毒的症狀。在法律上，酒精中毒通常被定義為血液酒精濃度（BAC）大於 5.4 ～ 17.4 毫摩爾／升（等於 25 ～ 80 毫克／分升，或是血液酒精含量到達 0.025 ～ 0.080%）。一般來說，酒精在人體內以每小時約 3.3 毫摩爾／升（15 毫克／分升）的速度分解，但取決於個人的代謝率。

　　酒精中毒時，可把患者置於復原臥式、提供保暖用品並確保呼吸順暢。但洗胃和運用活性碳兩種方式並沒有太多效果。

　　酒精在進入身體後，正常會以每小時代謝 8 公克的速度代謝，因此 8 公克（10 毫升）被當作一份英國酒精標準單位。然而，罹患

肝炎、肝硬化、膽囊疾病和癌症等疾病的受損肝臟，代謝酒精的速度會降低。

　　酒精進入人體後，乙醇會透過醇脫氫酶（ADH）代謝為乙醛，而在許多組織（包括胃黏膜），均有醇脫氫酶。接著，乙醛透過主要存在肝線粒體中的乙醛去氫酶（ALDH2）代謝為乙酸。最後，肌肉細胞會使用乙醯輔酶 A 合成酶把乙酸轉換成乙醯輔酶 A，最後因乙醯輔酶的高水溶性而進入尿液被快速代謝掉（參照圖 6.1）。

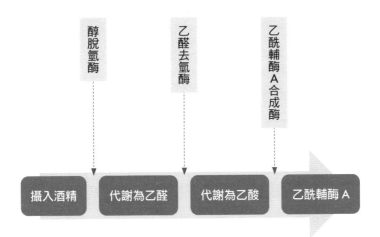

▲圖 6.1 酒精在體內的代謝：酒精在體內的代謝並不容易，其中只要代謝成不穩定的乙醛，便會引起中毒

然而，當身體缺乏乙醛去氫酶時，便會導致清除「乙醛」速度緩慢，造成血液中乙醛濃度升高。而乙醛是癌症研究中心認證的一級致癌物，還易引起頭痛、心悸、嘔吐、宿醉，並提高心血管疾病和失智症風險，因此，喝酒容易臉紅的人，代表身體缺乏乙醛去氫酶，無法清除酒精代謝後的毒性乙醛，跟一般人相比，更容易罹患食道癌、口腔癌、心臟病，喝酒罹患食道癌風險甚至較一般人高 14 倍，而臺灣高達近一半的人有乙醛去氫酶缺陷。

　　隨著飲酒量增加，後遺症便隨之而來，人們不僅會變得嗜睡或麻木，大量飲酒也會抑制呼吸系統，可能會導致呼吸停止。昏迷的患者可能會吸入嘔吐物（進入肺部會導致窒息，即便活下來也可能會成為吸入性肺炎）。除此之外，中樞神經系統抑制和運動協調受損，加上判斷力變差，會增加意外傷害的可能性。據估算，大約三分之一與酒精有關的死亡是由事故所造成，國內外皆然。

　　除對中樞神經系統抑制導致呼吸衰竭和事故之外，酒精還會導致嚴重的代謝紊亂。乙醇也會抑制糖質新生（非碳水化合物轉變為葡萄糖的過程）導致低血糖，如果發生在兒童身上，更可能引起乳酸性酸中毒、酮症酸中毒和急性腎損傷。

酒精對中樞神經系統的作用

　　大致分為急性及慢性。所謂的急性酒精中毒，是指短時間內飲酒過量導致的及時反應。初期症狀包括：異常歡快、雙頰發紅、心跳加速、步態不穩、情緒搖擺不定、說話含糊不清、自我克制能力喪失等。隨著酒精濃度升高，便會出現中樞神經系統抑制的症狀，例如：神經反射降低、呼吸抑制、血壓下降而導致昏迷。然而，每個人對酒精的耐受度不同，會造成酒精中毒的血液濃度也不同，通常少喝酒的人耐受性較低，比較容易在低濃度時就出現中毒症狀。

　　除此之外，長期喝酒的酒癮患者若突然停止喝酒，常會出現一些戒斷症狀。在停止喝酒後 24 ～ 30 小時內，可能會出現全身性的顫抖，伴隨交感神經系統功能過強，例如：心跳加速、雙頰發紅、不易入眠等。此外，也有 10 ～ 20％的人在 7 ～ 48 小時內出現癲癇，且通常是全身性的大發作，有時甚至會演變成連續狀態而有生命危險。最嚴重的戒斷症症狀是震顫譫妄，常發生在戒斷之後 2 ～ 5 天之間，患者會出現意識混亂，產生幻覺、全身顫抖、體溫過高、交感神經功能過強等的症狀，如果不接受治療的話，會危及患者的生命。

長期喝酒的影響

　　長期喝酒會加速中樞神經系統退化，可能是酒精直接破壞、長期營養不良，或是受到其它併發症的影響。其中常見的酒精性痴呆症，是指酒癮者的認知功能變差，死亡後屍體解剖亦發現其大腦的重量及大小顯著減少。即便只在社交場合才喝酒的人，長期下來也有抽象思考能力較差的現象，嚴重程度與飲酒量成正相關。

　　除此之外，酒癮者對維生素 B1 的吸收會變差，長期下來容易缺乏維生素 B1 而導致腦部病變，臨床上有急性及慢性發作的症狀。急性發作的症狀包括步態不穩、意識混亂及眼球肌麻痺。發作時，只要能及時補充足夠的維生素 B1，患者就有機會復原，不過有時會留下一些後遺症。有些人在歷經幾次的急性發作之後，會變成長期失憶症候群，喪失對近期發生事件的記憶，不但無法整合新的記憶，也無法回想過往的記憶，只會保留久遠以前事件的記憶。這類患者對時間及地點的定向感很差，而且會有虛擬記憶的情形（因記憶不好，會自行杜撰一些事件來彌補記憶的空缺），通常他們都意識不到自己的缺陷，且即使補充足夠的維生素，也不可能好轉了。

藥物：不當服用便會成為毒

　　藥物中毒便是指攝取或服用超過醫師指示用藥量、超過建議用藥量，或超過常規用藥量，而產生中毒或導致死亡的情況。服用藥物與服毒不同，縱然有些毒物在一定劑量下對人體無害或無直接影響，但藥物在安全劑量下是用來治病，兩者無法相提並論。此外，當服用成分不明、純度不精、易成癮、易對人體生理造成長期損害的非法藥物時，過量使用更會造成永久損害或致死。

影響藥物中毒的因素

● 藥物管理不當

　　由於化學合成的製藥工業蓬勃發展，若生產和進出口的管理跟不上，便會導致藥物錯誤使用引發的中毒發生率增加。

● 遺傳因素

　　基因是藥物產生毒性的重要原因。舉例來說，葡萄糖 6- 磷酸脫

氫（G6PD）缺乏患者在使用抗瘧奎寧類藥物時，很容易發生溶血性貧血。以中國的 G6PD 缺陷者分布來說，由於瘧疾在西南和沿海省市陽性率較高，奎寧使用率也較高，但此地使用奎寧的患者中，有 23% 是慢乙醯化者，較可能有多發性外周神經炎症狀。此外，之前所講述過的酒精代謝速率也是，酒精體內代謝主要靠乙醛去氫酶，因此乙醛去氫酶缺乏者就不易代謝酒精，容易酒精中毒。有趣的是，白種人幾乎不缺乏乙醛去氫酶，但大多數亞洲人都缺乏乙醛去氫酶。

• 性別和年齡的差異

性別和年齡對藥物毒性的敏感性差別很大。以引起再生障礙性貧血的氯黴素為例，女性發病率比男性高 3 倍，而兒童的敏感性更高，可能引起灰嬰症候群，並在症狀出現後數小時死亡。這是因為兒童的藥物代謝發育不完全，對藥物的毒性敏感性高所導致。除此之外，兒童腎排泄鏈黴素緩慢，長期下來可能導致耳聾。

相對於兒童的發育不全，老年人的心、肝和腎臟功能則都在衰退，排泄功能不彰，易發生過敏反應或中毒現象，舉例來說：老年人在注射青黴素後，血漿濃度會比青少年高 13 倍。再者，老年人服

用巴比妥類安眠藥的劑量也要下調，因為老年人肝臟的代謝活性下降、速度也慢，而且老年人用藥種類多、用藥時間長，藥物的毒性反應發生率也較大。

引起藥物中毒的藥物不外乎是抗生素、磺胺類藥、解熱鎮痛藥、鎮靜催眠藥等，可能引發頭痛、頭暈、噁心、嘔吐症狀，最嚴重可能會導致休克。以青黴素的案例來說，美國 901 例嚴重青黴素反應中，休克型占 88％，死亡率 9％。其它如氨基糖類抗生素中毒則會導致耳聾、氯黴素會引起再生障礙性貧血等。在磺胺類藥物的毒性反應中，最常出現的便是起藥疹，但磺胺類藥物的乙醯化物結晶會阻塞腎臟，影響排尿功能，產生小便不通、腎功能衰竭乃至死亡。就連解熱鎮痛藥阿司匹林也會引起胃腸道出血。

藥物中毒處理原則

一般處理的原則是去除病因、加速排泄、延緩吸收、支持療法以及對症治療。皮膚及眼睛中毒可用清水或生理食鹽水灌洗 30 分鐘，若是經由腸胃道的中毒，可用以下幾種方式處理。

用水或牛奶加以稀釋

　　強酸強鹼中毒可以立即喝水或牛奶減低毒性，牛奶效果較佳，原因是蛋白質可以稀釋部分強酸強鹼，或在胃壁形成保護層減緩吸收，但實際上的效用還是與被誤食的濃度和時間來判斷，因為在服下強酸強鹼的幾分鐘後傷害就已造成，若是服用的劑量太大，喝牛奶的效果恐怕不足。

　　至於誤食藥物，立即飲用牛奶還是有效的，因為牛奶中含有鈣、鐵等金屬離子，可以和某些藥物相互作用，形成不溶性螯合物而無法被人體吸收，大大降低藥效。

胃腸排空法

　　又分成催吐和洗胃兩種方式：

　　◆ **催吐**：僅限於意識清楚的病人，對意識不清、無法保護呼吸道之病人，或小於 6 個月大的嬰兒，以及有腸胃道出血傾向的病人則不應實施催吐。此外，毒物若有可能導致昏迷或意識不輕，或是誤食強酸、強鹼、強氧化劑等化學物質都不要使用。

◆ **洗胃**：意即將管子導入病人的胃中，並以清水沖洗至乾淨或至少沖洗 4 公升。但這個方法通常在藥物中毒的 1 小時內施行才比較有效。

活性碳

對於胃腸排空後的病人，可給予 1 g/kg 的活性碳服用，這是因為活性碳可以吸附毒性物質，即便毒物進入腸肝循環仍可以發揮作用。除了重金屬、強酸、強鹼、氰化物、乙醇、甲醇中毒以外，活性碳都能發揮作用，但副作用為便祕，故腸脹氣和腸阻塞的病人不得服用活性碳，有可能須作胃鏡的病人也不宜使用。

瀉劑

目的是加速活性碳吸附毒物，以及排空活性碳無法吸附的物質，通常會在服用活性碳的 4 ～ 6 小時才服用。

中和劑

對於特定藥物中毒可給予中和劑服用。例如：鐵中毒可給予

碳酸；碘中毒可用 75 毫克澱粉加入 1 公升清水洗胃；馬錢子素（strychnine，殺鼠劑）、尼古丁中毒可用 10000 倍稀釋的過錳酸鉀溶液洗胃。

• 強迫利尿

增加液體輸入加速已吸收毒物的排除代謝，使用時須注意水分過量及電解質平衡，對於心臟、腎臟病人須特別小心。

◆ 尿液鹼化（Alkalinization）：服用碳酸氫鈉，讓尿液的酸鹼值維持在 pH 7.5 ～ 8.5，以用來促進巴比妥類藥物，水楊酸鹽類及三環類藥物的排除。

◆ 尿液酸化（Acidification）：服用維生素 C 或氯化銨，使尿液的酸鹼值維持在 pH 5.5 ～ 6.5，用來治療安非他命的過量使用。

◆ 血液透析（HD）及血液灌洗（HP）：主要是直接將血液去毒，把毒素直接透過樹脂交換去除（參照表 6.7）。

	血液灌洗	血液透析
做法	讓血液直接接觸吸附物質，讓毒物吸住吸附物質並移除	利用血液幫浦，將動脈端血管送至人工腎臟，並利用濃度差異，來移除毒物
適合的毒物之特性	1. 分子量高 2. 脂溶性 3. 容易與蛋白質結合 4. 病患有高血壓情況	1. 分子量低 2. 水溶性 3. 不容易與蛋白質結合 4. 容易引發腎衰竭 5. 血小板數量低

▲表 6.7 血液灌洗與血液透析的差異：中毒的毒物不同，就必須採用不同的清洗方式

肥胖也是一種中毒

造成肥胖的主因，包括熱量攝取過多、欠缺運動及體質問題等，也有可能是基因缺陷、藥物不當使用導致內分泌異常、或過量使用造成精神疾病。

肥胖是一種慢性疾病，對身體危害不少，導致體內充斥著毒素且難以排除。肥胖者發生糖尿病、代謝症候群及血脂異常的風險，比一般人還多 3 倍以上，發生高血壓、心血管疾病、膝關節炎及痛風的風險也有 2 倍之差。很多人可能以為減掉一點體重沒有太大的益處，但事實上，當肥胖者減少 5% 以上體重（如成人 90 公斤，減少 5 公斤），就可以改善高血壓、糖尿病等疾病。

2019 年臺灣 10 大死因中即有高達 8 項與肥胖相關，包括：惡性腫瘤、心臟疾病、腦血管疾病、糖尿病、慢性下呼吸道疾病、高血壓性疾病、腎臟疾病、慢性肝病和肝硬化等。除此之外肥胖也會導致男性荷爾蒙過低、女性月經失調、不孕症、睡眠呼吸中止症、尿失禁、腦中風等多項慢性疾病等；而孕婦過胖也會提高胎兒先天異常的機率。因此肥胖者程度越高的人，罹病率及死亡率也較高，

整體所需醫療費用也上升許多。

　　正因為肥胖是慢性病，所以減重便顯得有其意義。通常而言，肥胖是因為熱量攝取過多、消耗太少，導致熱量以脂肪的形式堆積在體內。因此造成肥胖的原因主要受到致胖環境及生活形態因素的影響。

　　我們從飲食攝取到的三大營養素（醣類、脂質、蛋白質），經過一系列化學反應後，會產生能量及熱量，提供我們的身體使用。在營養學上，最主要的熱量單位是大卡（kcal），而 1 公克的醣類與蛋白質能提供 4 大卡的熱量，脂肪則提供 9 大卡的熱量；酒精也有熱量，每克的酒精能提供 7 大卡熱量；至於營養素中的維生素、礦物質、纖維和水則不會提供身體熱量。

　　熱量的儲存方式，主要是用以維持人體基本代謝，但一部分的能量會轉化為肝醣，存於肝臟與肌肉之中，幫助短時間內肌肉收縮和維持血糖平衡。多出的熱量則轉化為脂肪組織，存於皮下或內臟周圍組織。所謂的鮪魚肚或啤酒肚，便是指脂肪大量堆積在腹部的結果，常見於男性，而女性久坐者則較常將脂肪堆積在大腿和臀部。

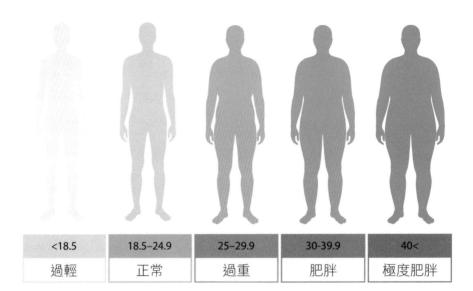

<18.5	18.5–24.9	25–29.9	30-39.9	40<
過輕	正常	過重	肥胖	極度肥胖

▲圖 6.2 肥胖的定義：BMI 是測定肥胖與否的常見指標

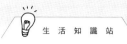

如何減重？

　　減肥的核心原則是飲食控制和增加身體活動，必須透過飲食控管，以達減重目的。減肥也不是越快越好，最佳的速度大約為 1 年減重 3 ～ 5%，以 90 公斤為例，則大約為 3 ～ 5 公斤。

　　要減肥，也必須要維持身體正常運作，這是因為四肢正常活動、心跳、大腦運作等，也是需要有足夠熱量來供給能量，所以要小心不要熱量攝取不足。但如果吃得太多，身體卻沒有等比例消耗掉，便會造成攝取與消耗的不平衡，身體脂肪就會越積越多。

　　這邊，為了幫助大家掌握基礎熱量跟身體狀態，假設了一個情境。

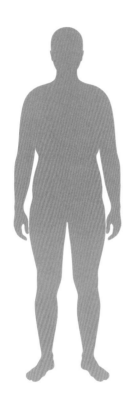

◆ **身高**：160 公分

◆ **體重**：65 公斤

◆ **工作**：辦公室上班族

◆ **計算 BMI，理解身體狀態**：身高 160 公分，體重 65 公斤，他的 BMI 便是 25.4kg/m2（=65÷1.6÷1.6），屬於「過重」。計算方法為：體重／（身高 /100）2。

體重過輕	BMI < 18.5
正常範圍	18.5 ≦ BMI < 24
體重過重	24 ≦ BMI < 27

◆ **計算每日所需熱量**：因他的工作為坐辦公室，屬輕量工作，每天攝取熱量應在 1300 ～ 1625 大卡之間。計算方法為：20 ～ 25 大卡 X 體重。但不同的身體活動以及 BMI 數值，會影響每日必須攝取的熱量多寡。

工作類型	BMI 過輕	BMI 適中	BMI 過重
輕度工作	35 大卡 X 體重	30 大卡 X 體重	20 ～ 25 大卡 X 體重
中度工作	40 大卡 X 體重	35 大卡 X 體重	30 大卡 X 體重
重度工作	45 大卡 X 體重	40 大卡 X 體重	35 大卡 X 體重

▲表 6.8 計算過重的方式：工作形式的差異會影響過重的定義

◆ **力行健康體重管理：**多運動和健康吃，肥胖者每天減少攝取 500 大卡熱量；或是減少攝食 300 大卡熱量，但增加體能活動多消耗 200 大卡，就可以每周減重約 0.5 公斤。每日熱量攝取不可低於 1200 大卡，不然會導致營養不良。

7

環境中的毒物與
防毒觀念的養成

我們時常覺得毒物都來自於工廠或藥物之中,殊不知其實生活周遭的自然
環境中危機四伏。這些毒物有一些來自於人類活動造成的汙染,例如空
氣汙染或水源汙染,有些則來自於大自然,例如太陽光或自然產生的汙染
物。不論何者,不當接觸到毒物都有可能會傷害身體,因此認識這些毒物
並保持警覺非常重要。

陽光：來自太陽的輻射毒物

太陽輻射是太陽以電磁波放射的能量，也稱太陽能，是地球上絕大部分生物能量的來源。而太陽輻射發出的電磁波波長範圍很寬，稱為太陽光譜。這些不同的波長有不同的名稱，從最短波長的宇宙射線（Cosmic Rays）說起，依次為加瑪射線（γ-Ray）、X 射線（X-Ray）、紫外線（Ultraviolet-Ray，UV）、可見光線（Visible Light）、紅外線（Infrared Ray）、微波（Microwave，也就是家電微波爐所用波段）、無線電短波、中波和長波等。以各波段能量大小分布而言，狹窄的可見光線波段約占 50%，紫外線約占 7%，紅外線約占 43%。紫外線是一種肉眼看不到但存在大自然中的一種光線，紫外線依據其波長、能量及生物效應，一般分成長波的 UVA，中波的 UVB 及短波的 UVC 三種，或稱紫外線 A、紫外線 B 和紫外線 C（參照圖 7.1）。

紫外線種類

- ### 紫外線 A（UVA）

指波長 320 ～ 400 奈米的紫外光，肉眼已經幾乎看不見，而在紫外線當中 UVA 的波長最長、能量最低，因為波長與能量成反比。約有 95% 以上的紫外線是 UVA，雖然它的能量低，但穿透力最強，可穿透雲層、玻璃進入人類的生活圈，包括會透視到室內及車內，也可穿透至皮膚真皮層，對肌膚的傷害也最大。也因為它會深入到肌膚的真皮層，所以會破壞膠原纖維及彈性纖維，長時間曝露會導致曬紅、曬傷，並在肌膚表層產生不需要的自由基，進而加速肌膚細胞老化。此外，UVA 也會增加黑色素的生成，是引起皮膚斑點的主要因素。通常經常照射 UVA 的人，皮膚也會變得略顯鬆弛，較易產生皺紋，使微血管浮現，會造成肌膚長期、慢性和持久性的損傷。

UVA 還可細分為 UVA-2 和 UVA-1 兩種。用波長來區分，UVA-2 的波長較短，在 320 ～ 340 奈米之間，稱為紫外線 A2，穿透力比中波段的 UVB 還強且深，對肌膚的傷害也比較大一點，這種波長的紫外線常會引起肌膚曬傷、變紅發痛、日光性角化症（即俗稱

老人斑）發生率高、讓肌膚失去透明感等，這些症狀都是由 UVA-2 所造成的。而波長在 340 ~ 400 奈米之間的紫外線稱為 A1（UVA-1），屬於長波，也是紫外線中滲透力最強的，它可達肌膚最深層，即深入肌膚的真皮層，會刺激細胞分泌黑色素，讓肌膚被「曬黑」。UVA-1 是對肌膚傷害性最大的紫外線，卻也是一般人最容易忽視的紫外線，因為多數人認為只有在炎炎夏日，才有紫外線曬傷的問題，其實在非夏季時間日光強度雖然較弱，但 UVA-1 卻仍然存在，長時間累積的照射量仍足以讓肌膚受到傷害，造成肌膚老化、鬆弛、產生皺紋、失去彈性，以及黑色素沉澱等現象。

• 紫外線 B（UVB）

UVB 的波長居中，是介於 280 ~ 320 奈米之間的紫外線（中波段紫外線），從太陽發射後抵達到地球表面的數量不多，占紫外線總量的 4.99%，大部分都會被高空的臭氧所吸收。到達地表的 UVB 在接觸人體之後僅能達到肌膚表層，量雖不多，但還是會對皮膚造成傷害。當皮膚被這種光線照到時會引起立即性的曬傷，讓皮膚角質增厚、暗沉、變紅，引發眼膜發炎、發痛、變得較乾，嚴重者還

會起水泡或脫皮（類似燒燙傷症狀），以及增加皮膚癌的機率，但有科學家就利用這種特性，讓 UVB 照射肌膚來治療乾癬。UVB 的能量雖然比 UVA 來的強，造成的傷害也比 UVA 來得大，但卻可被臭氧層阻隔，故只有少量會到達地球表面，較容易防護。

• 紫外線 C（UVC）

　　UVC 的波長是介於 100 ～ 280 奈米的紫外線，因為波長越短，所攜帶的能量就越強，若照射到皮膚所引發的傷害就越大。不過，UVC 幾乎都被大氣層中的臭氧層隔離，只有極少量會到達地面，基本上對人體影響不大。但近年來臭氧層不斷遭受破壞，UVC 對人體傷害的可能性也逐漸增強，讓人不得不重視。

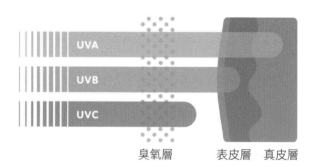

臭氧層　　　　表皮層　真皮層

▲圖 7.1 三種紫外線穿透：UVC 在臭氧層便被隔離，然而，地球暖化、臭氧層破洞卻會導致 UVC 穿透量變多

紫外線和地球大氣層的關係

由於平流層中的氧分子會吸收紫外線而分解成氧原子，分解後的氧原子再與氧分子結合成臭氧。此時，臭氧再吸收紫外線並分解成氧原子與氧分子，氧原子再與氧分子結合形成臭氧。因為在整個臭氧的吸收反應過程中，臭氧並未消耗，只是把紫外線吸收後變成熱能，這也是為什麼在平流層裡，溫度會隨高度而上升的主因。

在平流層中的臭氧我們稱之為臭氧層，此臭氧吸收紫外線轉成熱能的過程，也就是保護地球表面免受紫外線過度傷害的機制。1985 年英國科學家法爾曼（Joe Farman）發現南極上空臭氧層大幅減少，使得「臭氧層破洞」受到科學界重視。

大氣層的影響可以改變太陽輻射的強度。所謂太陽輻射的強度是指單位面積所接收到的輻射能量。太陽輻射到達地球表面的強度隨著太陽高度角（Solar Zenith Angle）、日地距離以及日照時間而改變，而地球大氣成分則會影響輻射線的吸收、散射及反射作用，造成到達地表的輻射衰減，包括紫外線。以北半球為例，紫外線強度最強時間通常發生於 6 月～ 8 月，最弱則發生於 12 月～ 2 月，依地

理位置，越靠近赤道區域，紫外線強度就會越高。此外雲量、臭氧層厚度及空氣汙染等因素亦會增減紫外線的強度。

紫外線等級

紫外線指數是指到達地面單位面積的紫外線輻射量強度的數值，指數越大，代表累積的紫外線輻射強度越強。紫外線易對皮膚、眼睛造成傷害，在高量級紫外線下曝曬，30 分鐘內便會導致傷害，過量級以上時，造成傷害的時間更短（參照表 7.1）。

雲量	分級	紫外線指數
下雨天～陰天	低量級	≤2
陰天～密雲	中量級	3～5
密雲～裂雲	高量級	6～7
裂雲～疏雲	過量級	8～10
疏雲～晴朗無雲	危險級	≥11

▲表 7.1 夏季紫外線等級：不同的雲量會影響紫外線的多寡

紫外線為何可以殺菌？

紫外線之所以可以殺菌，是利用短波長紫外線（UVC）破壞 RNA 與 DNA 來殺死或降低微生物活性，導致微生物體內無法形成蛋白質。只需要幾秒鐘的照射就可以達到殺菌效果。

然而，過度暴露於紫外線輻射可能會導致曬傷和皮膚癌，其中最致命的惡性黑色素瘤大多也是透過間接 DNA 損傷引起（自由基和氧化壓力）——92% 的黑色素瘤患者都有紫外線造成的基因突變。長期暴露在紫外線可能會導致皮膚、眼睛、免疫系統等急性和慢性疾病，光是短波長紫外線就可能導致不同程度的突變或致癌。在 2011 年 4 月 13 日，世界衛生組織將所有類別的紫外線輻射歸類為一級致癌物質。

由於 UVC 是能量最高、最危險的紫外線，一般用來在環境、魚塭、醫療院所殺菌使用，如果殺菌燈並非封閉裝置，就會造成外洩導致人員暴露的風險。

防止紫外線傷害的正確方式

　　就算我們日常使用的紫外線光不含 UVC，但阻絕過量暴露 UVA 和 UVB 仍很重要。再怎麼説，UVA 和 UVB 還是輻射的一種，一般的環境條件無法直接減輕傷害。

　　防曬的措施可大概分為兩類：（1）避光或遮光；（2）擦有防曬效果的產品。所謂的避光或遮光包含了躲在陰涼處、撐傘戴帽或穿長袖長褲。市面上有不少衣物強調抗紫外線，但通常深色不透光的材質效果較佳。另一方面，雖然撐傘和戴帽也有助於抵抗紫外線，但通常會有漏網之魚，或是因為陽光折射、反射，導致紫外線無孔不入，相較之下，塗抹防曬產品就是不錯的選擇。

　　防曬產品可分為物理性與化學性。物理性是指利用反射、散射或吸收陽光的原理來抵抗 UVA 與 UVB，例如用氧化鋅（ZnO）

與二氧化鈦（TiO$_2$）製作的防曬乳；化學性防曬則是指防曬物質會與陽光作用，產生化學變化吸收紫外線。然而這類防曬物質大多只能吸收某一波段的光線，所以多數只能吸收 UVA，或只能吸收 UVB，只有少數對 UVA、UVB 均有效，常見的種類包括氨基苯甲酸（PABA）、桂皮酸鹽類（Cinnamates）、二苯酮（Benzophenones）。一般而言，物理性防曬不太會引起光敏感反應或過敏，結構穩定又便宜，維持時間也較久，缺點是此類防曬乳的濃度較高，擦完容易留下白色痕跡。

　　大部分防曬品都會用防曬係數來代表防曬效果。最常見的是 SPF（Sun Protection Factor），若要有效防曬，SPF 值至少必須在 12 ～ 15 以上，且 SPF 值越高越可以防止曬黑。社會大眾時常認為只有去海邊或烈日下才要擦防曬產品，事實上紫外線充斥生活周遭，所以平日就應該塗抹防曬產品，其中化學性防曬必須每 4 小時補擦，因為時間一久，防曬物質便會失效。

你知道嗎？
其實太陽眼鏡也會過期！

　　眼睛很容易因為紫外線而受損，因此很多人會攜帶墨鏡，但你可能不知道，太陽眼鏡的防曬能力，其實會隨著時間而衰退。即使你保護太陽眼鏡保護得無微不致，鏡面一點刮傷都沒有，但鏡面上的這些防曬塗料仍會因為折舊、收納習慣，或是沾染到肌膚上的汗水、淚水、皮脂，以及過度清洗等，逐漸流失。

　　少了這些抗 UV 的塗料，太陽眼鏡就「過期」了，無法有效阻止紫外線。雖然我們對於顏色都有一點迷思，總覺得顏色較深，越能抵擋強光，就像深色鏡面可以讓眼睛減少陽光的刺激一樣，但事實證明，深色的鏡片無法阻隔傷眼的紫外線，就像是有些人雖然皮膚較黑，但皮膚仍會曬傷，曬傷的情況甚至更嚴重。之所以會這

樣，原因是當我們戴上太陽眼鏡時，眼睛辨識到有一層顏色深的鏡片在外，進到眼睛的光線變少了，瞳孔自然就會放大，這時候紫外線就可以趁虛而入，反而更容易傷害眼睛，防曬便如同虛設，自然會嚴重影響視力與眼睛健康。

　　所以墨鏡要有效，一定要結合抗 UV 塗料，而且有些標榜抗 UV 卻看似一般眼鏡的墨鏡，只要是有塗上有效的塗料，也是可以抵擋 UV 的攻擊，真的不能用顏色深淺來判斷。但到底太陽眼鏡的使用期限有多長呢？研究人員指出，一般來説，如果平均一天戴太陽眼鏡 2 小時，大約 2 年之後抗 UV 的能力就會開始衰退，如果有清洗太陽眼鏡或是拿眼鏡布一直用力擦拭的習慣，更會加速衰退，這是給自己一個可以定期更換墨鏡的好理由吧！

空氣：飄散在空氣中的汙染物質

　　空氣汙染是指化學物質對大氣層造成的汙染，且這些物質也會危害人體健康及周邊環境。造成空氣汙染的物質包括氣體、固體或液體懸浮物等，像是我們每天吸進來的空氣，就是由多種化學物質組成，包括氣相分子和固相分子，其中最普遍的元素是一氧化碳，其次是二氧化碳，然後是懸浮微粒 PM$_{2.5}$。每種氣體的成分並不固定且會有輕微的轉變，當某種新的物質數量過多時，我們就會視為空氣汙染。

　　2008 年，布萊克史密斯研究所（Blacksmith Institute）將室內空氣汙染和城市空氣品質列為最嚴重的致命汙染。根據 2014 年世界衛生組織報告，2012 年空氣汙染導致全球 700 萬人死亡，可以說空氣汙染是現代生活的致命殺手。

空氣汙染的來源

・人為汙染

　　◆ **固定汙染源**：包括發電廠、工廠和廢物焚燒爐。在開發中和

未開發國家中，大量燃燒木材、廢料與糞便是汙染物的主要來源。

◆ **移動汙染源**：包括機車、船舶和飛機。

◆ **控制燃燒**：為了管理林業、農業或牧場而進行的燃燒行為，可以控制植被，促進森林再生。

◆ **煙霧**：包括塗料、髮膠、清漆、氣霧噴霧器和其它溶劑。

◆ **廢物堆積**：如垃圾場產生甲烷。

◆ **軍事**：如核武器、有毒氣體、細菌戰或火箭。

• **自然來源**

◆ 自然形成的沙塵。

◆ 動物排泄物中的甲烷。

◆ **地殼放射性衰變導致的氡氣**：氡氣是氡元素衰變產生的無色、無臭、有放射性的惰性氣體，對健康有害。自然形成的氡氣會聚集在室內，特別是封閉區域，如地下室。

◆ 野火導致的煙和一氧化碳。

◆ **植被排放出的揮發性有機汙染物**：這些汙染物與人因初級汙

染物反應，如氮氧化物（NO_x）、二氧化硫（SO_2）和碳化物，產生季節性次生霧霾。紫樹類、白楊、橡樹和柳樹都會產生此類汙染物，導致臭氧層濃度上升八倍。

◆ **火山活動**：產生硫、氯和菸灰。

◆ **細懸浮顆粒 $PM_{2.5}$**。

在以上這些汙染物中，又以隱形殺手細懸浮顆粒 $PM_{2.5}$ 影響人類最深。

$PM_{2.5}$ 的致病性之所以難以釐清，就是因為 $PM_{2.5}$ 是一個混和物，其中的有毒物質包含很多種，可能會融合氣相分子和液相分子，而且根據不同的生產來源就會有不同的組成成分。以下將分析 $PM_{2.5}$ 的組成。

細懸浮顆粒 $PM_{2.5}$ 的組成

大氣中細懸浮顆粒 $PM_{2.5}$ 的化學成分都大不相同，會被歸類在 $PM_{2.5}$ 主要是因為它的粒徑尺寸落在 2.5 微米以下，組成的成分大致上有以下幾種：

◆ **有機化合物**：包括多種的多環芳烴（PAHs）、單環芳香烴

（MAAs）及其衍生物和含氧雜環化合物等，長期暴露會有致癌風險。

◆ **金屬元素及其化合物和放射性物質**：可引起各種金屬中毒和放射性汙染。

◆ **硫化物與二氧化硫**：能夠削弱肺功能，導致上呼吸道感染和眼刺激症狀，濃度過高時會引起急性氣管炎、肺水腫和呼吸困難。

◆ **硝酸鹽化合物和氮氧化物**：能刺激呼吸道而導致黏膜水腫、分泌物過多以及削弱吞噬細胞的功能。一旦進入血液循環系統，會改以硝酸或硝酸鹽的形式引起心臟、肝臟和胃的受損。

◆ **硅酸鹽和二氧化矽（SiO_2）**：導致肺局部纖維化，引起肺矽病。

◆ **生物氣溶膠**：主要分為各種病原微生物（細菌、病毒和真菌）與植物花粉和孢子。病原微生物會導致鼻黏膜充血、鼻甲腫大、咽充血、過敏性鼻炎及肺功能障礙；植物花粉和孢子則會引起過敏反應，包括打噴嚏、流淚、鼻塞、眼鼻搔癢、哮喘和皮炎等，甚至會發展成為肺氣腫、肺心病等。

這些可吸入的懸浮顆粒物主要來自於人為汙染源，例如石化燃料的燃燒廢氣、汽機車排放廢氣、工業粉塵、廢棄物焚燒排放的汙染廢氣、發電廠的燃料燃燒所產生之廢氣等等，還有一些小宗的汙染來源，包括拜拜時點香和燒紙錢、家庭炒菜油煙、二手菸。自然界中其實也會釋出許多 $PM_{2.5}$，包括火山爆發的粉塵、森林大火燃燒的煙和灰燼、沙塵暴。

$PM_{2.5}$ 基本上都是經過高溫燃燒後所釋出的產物，含有大量對人體有害的成分，且粒徑越小，相對應的懸浮微粒表面積就越大，毒性物質的反應與溶解速度更高，非常容易吸附更多的有害物質。就我們所知，重金屬、單環芳香烴、自由基、微生物，甚至是致癌物多環芳香烴和重金屬砷等等的有害毒物都會黏附在懸浮微粒上。所以，$PM_{2.5}$ 越小，其化學組成的成分就會越複雜，毒性也就越大。

既然 $PM_{2.5}$ 的殺傷力那麼強，哪些是我們最常見的 $PM_{2.5}$ 生產來源呢？

產生 PM$_{2.5}$ 的自然因素

自然源包括沙塵暴，其中包含了氧化物、礦物和其它成分。

另一個來源包括植物花粉、孢子、細菌……等等，雖然它們嚴格說起來不是化合物，不至於會造成癌症或心血管疾病，但暴露於這類性質的懸浮微粒很容易引發自發性免疫反應，也就是過敏，尤其是在濃度過高的時候，很有可能會引發紅眼、流鼻水、呼吸困難、過敏性鼻炎、哮喘、尋麻疹……等等的症狀，嚴重的話甚至會產生休克。

自然界中的災害事件也會導致 PM$_{2.5}$，像是火山爆發排放了大量的火山灰、森林大火或裸露的煤碳大火，以及沙塵暴霧霾，都會將大量的 PM$_{2.5}$ 輸送到大氣層中。

自然因素所產生的懸浮微粒造成的危害，其實不會比工廠或發電廠的廢氣排放還要來得低，像是印尼在 2015 年的森林大火，讓鄰國的新加坡空氣品質 AQI 值飆至超越紫爆等級的 400，而且持續數週之久，因為此霧霾而患上呼吸道疾病的人超過 14 萬。根據美國國家航空暨太空總署（NASA）的統計，此次霾害可能不但是有史以來

最嚴重的霾害危機，甚至造成超過 90 億美金的損失。

產生 PM$_{2.5}$ 的人為因素

人為的汙染源比較複雜，包括「固定汙染源」和「移動汙染源」。

首先要來定義什麼是汙染源？根據《空氣汙染防制法》的定義來說，汙染源是指「排放空氣汙染物之物理或化學操作單元」，不論是使用物理方式（例如擠壓、切割、粉碎等），或是化學反應（例如化合、聚合、氧化、還原、酸鹼中和），在操作過程如果會造成空氣汙染物，包括懸浮微粒、氮氧化物、硫氧化物、碳氫化合物等化合物的產生，這個操作就屬於「汙染源」，如此下來便可發現，所謂的「固定汙染源」是指那些不會隨便改變位置的汙染源，而「移動汙染源」則為可藉由本身的動力而改變位置之汙染源（參照表 7.2）。

「固定汙染源」其實長年以來一直都存在在你我身邊，簡單來說，舉凡是各種以燃燒方式排放廢氣的來源，都是固定汙染源，包括我們熟知的發電廠、冶金廠、石油化學加工、化學製成、紡織印

刷、染料合成、垃圾焚化……等等，當然，根據不同區域，這些不同的固定汙染源所排放出來的$PM_{2.5}$比例其實都不盡相同，比如說，在較寒冷的國家，他們就會以燒煤炭作為主要的能源和暖氣的來源，也有些國家的工業是以石油化工製程為主，他們所釋放出來的$PM_{2.5}$來源就會是由化石燃料（煤、石油等）和塑膠燃燒而來。

而「移動汙染源」主要是以各類交通工具為主，包括汽機車、大貨車、巴士、火車、輪船等，它們所排放出來的汙染物跟固定汙染源不大相同，除了大量的懸浮微粒，還有一氧化碳、碳氫化合物、碳氫化物、重金屬等等。

固定汙染源	發電廠、冶金廠、石油化學加工、化學製成、紡織印刷、染料合成、垃圾焚化
移動汙染源	各類交通工具，包括汽機車、大貨車、巴士、火車、輪船、飛機

▲表 7.2　人為汙染簡易分類：主要分成固定汙染源和移動汙染源

除了那些大宗汙染源等外在重排放汙染源，還有一些是來自於室內，就是一直存在於生活周遭的那些輕排放汙染源，大部分都是我們熟知、甚至無法避免的來源，包括二手菸、燒香、點蚊香、燒

紙錢、炒菜的油煙⋯⋯等等，它們會對人體造成的傷害不亞於那些重汙染源，只是很容易因為習以為常而被大眾忽略。

● 香菸

　　香菸其實是最大宗的個人懸浮微粒汙染源，危害也較大，因為香菸燃燒後所釋放出來的二手菸懸浮顆粒物屬於不完全燃燒的物質，所含的有毒物活性相對較高，容易產生自由基，也含有為數不少的致癌物質。因此，舉凡透過燃燒煙草所生成的PM2.5，都會嚴重傷害人體，即便使用品質較佳的香煙，其實也只是抽菸者的自我安慰，反而有可能因為臭味較低，使抽菸者毫無忌憚的大量吸食，造成更大的危害。至於什麼地方會是暴露於高風險二手菸所產生之PM2.5的場所，但我們卻渾然不知呢？答案就是「夜店」！

　　普遍來說夜店的空間狹小、人潮擁擠、空氣流通率不佳，再加上許多一手夾著煙、一手拿著酒的癮君子，在狹小的密閉空間裡釋放了大量的二手菸。根據一項統計，夜店的PM2.5濃度往往超過紫爆等級，若長期待在這樣子的空間環境中，造成身體傷害的機率就會大增。但不同的夜店，環境也不盡相同，故變異數也相當的大。

• 燒香

　　另外一個 $PM_{2.5}$ 暴露風險較高的地方，那就是「寺廟」。近幾年來，我們看到幾間指標性寺廟為了落實環保，宣布禁止燒香拜拜了。雖然這些政策當時的確引發了不小的反彈，尤其是燒香這個儀式，是民間信仰最根深蒂固的行為，無論是佛教徒還是道教徒，都是透過燒香、舉香的形式來表達信仰和虔誠。但是，燒香、燒紙錢、燃燒蚊香與吸二手菸的概念差不多，這些懸浮微粒皆含有高濃度的致癌物——「多環芳香烴」，長期吸入會造成可怕的肺腺癌。

• 廚房的油煙

　　家庭主婦在家裡炒菜時，其實也是形同於短期暴露在高 $PM_{2.5}$ 濃度的環境下，炒菜油煙排放 5 分鐘，所釋放出來的 $PM_{2.5}$ 會瞬間高出 20 倍。這些油煙真的非常可怕，大家可以注意廚房的抽油煙機，尤其是使用了一段時間的抽油煙機，上面通常可以看到一些黃褐色的斑點，這些斑點是油漬，都是藉由油炸或是高溫炒菜、煎煮所釋放出來的小顆粒油汙，粒徑跟 $PM_{2.5}$ 差不多，可以歸類在 $PM_{2.5}$ 的一種，但不一樣的是，這種油漬 $PM_{2.5}$ 是完全液態的油溶性懸浮微粒，

具有高度的黏附力，一旦黏到了抽油煙機的風扇上面，要擦掉非常不容易；一旦被人體吸入後，就會快速擴散，容易累積在肺部的角落深處，很難再被移除。你一定有聽過有這樣的新聞，很多女性一輩子不抽菸、不逗留在馬路邊吸廢氣、也沒有不良生活習慣，但為什麼會得肺癌？有可能就是因為她們在家裡需要每天準備三餐，再加上沒有良好的抽風設施，或是為了省電而根本沒有開抽風設備，導致吸入大量的 $PM_{2.5}$ 並永遠停留在肺部。

• 燒烤

　　另外一項例子就是炭燒烤肉，這並不是說在燒烤店長期負責烤肉所造成的職業傷害。我相信大家應該都聽過一個廣告台詞：一家烤肉萬家香。在臺灣，長年以來中秋節家家戶戶都要烤肉，這就是一個相當危險的例子。因為短時間內，暴露在高濃度燒烤類型的 $PM_{2.5}$，就像是吸入了高濃度的炒菜油煙一樣，會在呼吸系統內快速擴散，而且，烹調者還不知道一個事實真相：燒烤食材油脂很高，在經過高溫燒烤之後，會經過氧化還原的化學反應，產生一級致癌物多環芳香烴，若多環芳香烴有效的結合 $PM_{2.5}$ 並被人體吸入，這些

燒烤類型的 PM$_{2.5}$ 就很容易讓人罹患肺癌甚至是肺腺癌了。

　　由以上可知，PM$_{2.5}$ 致癌、致命並且無可避免地存在於你我身邊，但卻又最容易被我們所忽視，是最可怕的隱形殺手，人們時常漸漸地被這些汙染物蠶食鯨吞了健康卻不自知。

開車時會昏昏欲睡，
小心你其實中毒了！？

　　很多人手一握方向盤就會開始昏昏欲睡，甚至必須補充 B 群來提神，但卻常常怎麼吃精神都不集中，這時候就要小心了──你可能已經是慢性空汙中毒！

　　車子作為移動式的汙染源，在開動時便會排出空氣汙染物，但很多人的觀念仍停留在污染物只會出現在車外，事實上，車子內部也時常難逃一劫。

　　首先，汽車的內裝常常有一些塑膠製品，會釋放出揮發性有機物（VOC），包括烷類、芳烴類、烯類等，且不論新車、老車都會有，尤其是在太陽曝曬過後，或是停放在溫度偏高的地下停車場，車內的揮發性有機物氣體釋放速度更快、濃度也更高，吸入久了，

就有可能慢性中毒。因此發動車子之前，最好先開個窗戶保持空氣流通，這樣才可以減少開車時頭昏的機會。

　　至於在行車期間，最好切換到車內循環，原因在於車外會有很多的廢氣排放，像是 PM2.5、硫化物、氮化物、燃燒不完全的致癌物、重金屬還有細菌和病毒，長期吸入便可能造成癌症、代謝性疾病、退化性神經疾病、加速皮膚老化。因此在市區或人口較密集的地方開車，一定要切到車內循環，避免把外部的髒空氣吸入，如果在郊外的話，倒是可以把窗戶和車外循環打開。

　　此外，車內如果同時塞太多乘客，或是有人剛抽完煙，最好還是把窗戶或是車外循環打開，避免在密閉空間裡吸入過多的二氧化碳和二手煙，才不會導致缺氧。

　　很多時候我們都以為開車時想睡覺純粹只是沒睡飽，然後一直吃提神保健品，雖然這些藥物或飲品可以在短時間內提高專注度，但可能都是治標不治本。

水汙染：被我們喝下去的重金屬與塑膠微粒

水汙染是指對湖泊、河流、海洋、含水層、地下水等的汙染。若汙染物沒有經過處理，就直接或是間接的排放到水中，便會引起水質汙染並影響到整個生態系，包括水循環內的所有動植物。

何為水質汙染物？

水質汙染勿以汙染物的性質分成 3 類：

- **生物性汙染**：主要分為細菌、病毒和寄生蟲造成的汙染。到目前為止，有關致病細菌和寄生蟲的研究都已找到合適的滅菌方法。但對致病病毒的研究尚不夠充分，也沒有公認的有效殺死病毒的標準。
- **物理性汙染**：包括懸浮物、重金屬、塑膠微粒和放射性汙染。其中放射性汙染危害最大，但較不常見，而重金屬、塑膠微粒則較為常見。
- **化學性汙染**：包括有機和無機化合物。隨著微量分析技術的

發展，至今從源水中檢出的化學性汙染物已達 2500 種以上。

水質汙染物的來源

• 自然產生

如森林落葉落花、暴雨沖刷造成的汙泥流入、火山噴發的熔岩和火山灰、礦泉帶來的可溶性礦物質、溫泉造成的溫度變化等。短期的影響會造成水生生物死亡，但水體會逐漸恢復，如火山噴發；長期的影響會使生態系統適應，如近代長江下游長期被泥土汙染，水變得黃色、不耐汙魚類消失，而耐汙的魚類會逐漸適應這種環境。

• 人為產生

不同的產業會產生不同的汙染物，像是工業生產排出的有毒重金屬或化學物質，以及農業使用的農藥和化肥，如果這些汙染物流入水源，便會迅速殺死所有水生生物，使水體無法恢復。即便濃度很低，也會在體內積累並造成傷害。

舉例來說：日本曾經爆發水俁病事件，根據調查後發現工業排

出低濃度汞，在水中微生物作用下轉化成可溶性甲基汞並逐漸在水蟲體內累積，接著水體裡的魚吃掉水蟲後，便造成生物鏈累積的問題，最終便會在吃魚的人類體內累積，造成人體發病。除此之外，DDT農藥也是先在魚體內累積，接著累積在吃了魚的水鳥體內，最終導致水鳥產下的蛋殼變軟，無法孵化。

除此之外，隨著人口增加，生活汙水如洗澡、廚房、廁所等排放量增加，這些排放汙水雖然無毒卻含有大量氮、磷等營養物質，促使水中藻類超常繁殖並吸收溶解氧，同時大分子的有機物被微生物分解也消耗水中的溶解氧，因此造成水體缺氧。另外，藻類死亡也會產生有毒物質，導致魚類大量死亡，造成「優養化」。

病原體汙染

導致疾病的微生物被稱之為病原體。雖然大多數細菌既不致病也沒用處，但也有一些細菌會導致疾病。大腸型細菌雖然不會致病，但常被視為水汙染細菌指標。其它在地表水出現的微生物有時也會致病，如：類鼻疽伯克氏菌、小隱孢子蟲、藍氏賈第鞭毛蟲、

沙門氏菌屬、諾羅病毒、寄生蟲。

高濃度病原體可能來自當地的衛生系統（化糞池、旱廁），或是將未經足夠處理的汙水排放到自然環境所導致。在已開發國家，破舊的汙水系統（管道、泵、閥門）一旦外溢，便會導致衛生下水系統過載滿出。除此之外，淤泥本身也會汙染水體。

受到病原體汙染的水可能在未經處理或是處理不足的情形下，直接流進主要的水域，影響環境品質與人類健康。這些致病的微生物即使是低濃度仍可能引發各式各樣的病徵，再加上長時間生物累積與食物鏈累積（生物放大），威脅性不容小覷。

重金屬汙染

所謂的重金屬汙染，便是重金屬進入到自然界中，汙染了水質、土壤，並進一步汙染了自然環境的其它生物。近年來，重金屬汙染事件層出不窮：茄萣海域綠牡蠣；香山牡蠣銅鋅含量過高；布袋、安平、七股、大鵬牡蠣含砷；鹿耳門吳郭魚含汞；市售文蛤含砷和鉛；桃園鎘米汙染；黑心玩具重金屬含量過高；市售美國鮪魚罐頭含汞

等。這些事件代表重金屬汙染岌岌可危，但為何如此？

● 何謂重金屬？

是指密度大於 5 g/cm^3 之金屬元素，雖然砷（As）不是金屬但與金屬類似且有毒，因此也被歸類在重金屬中。目前人類已知的重金屬約 40 種，包括：汞、金、鉻、銅、鎘、鋅、鉛等。

目前，依據食品藥物管理署於 2018 年 5 月 8 日發布之「食品中汙染物質及毒素衛生標準」，列入食品中重金屬之衛生規格項目有：

（1）總砷（Total Arsenic）及無機砷（Inorganic Arsenic）。

（2）鉛（Lead）。

（3）鎘（Cadmium）。

（4）汞（Mercury）及甲基汞（Methylmercury）。

（5）錫（Tin）。

（6）銅（Copper）。

（7）銻（Antimony）。

根據農委會毒試所之研究，重金屬會改變作物生理，並與植物競爭微量元素如鐵或必須元素氮、磷等，導致農產品收成不佳。當

重金屬過量時，便會導致根莖葉的生長或顏色變化。重金屬過量也會影響到水體，進而影響到水生生物，例如甲殼類龍蝦膏及蟹膏鎘含量都屬偏高。

除此之外，重金屬也會在海魚中累積。在人類常吃的大型魚種中，甲基汞汙染尤其嚴重，這是因為甲基汞具生物累積性（Bioaccumulation），接著體型較大的魚（例如旗魚、鮪魚）會吃掉

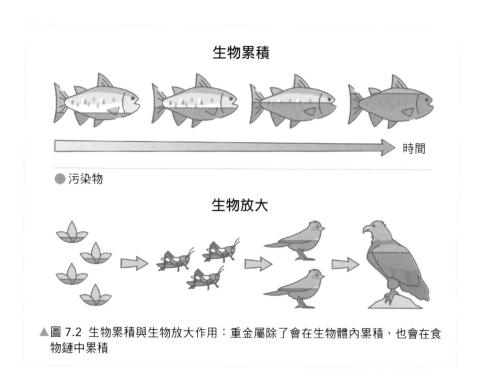

▲圖 7.2　生物累積與生物放大作用：重金屬除了會在生物體內累積，也會在食物鏈中累積

受汙染的小魚，進而導致甲基汞持續累積，最終傷害位於食物鏈上層的人類（參照圖 7.2）。

重金屬對身體的影響

透過飲食、呼吸或是直接接觸，重金屬得以進入人體，但是重金屬卻無法在肝臟分解代謝，然後排出體外。相對的，重金屬容易積存在大腦、腎臟等器官，漸漸地損壞身體功能。重金屬進入人體後，大部分會與體內的蛋白質、核酸（DNA、RNA）結合。蛋白質的主要作用是進行酵素反應，因此當這些酵素和重金屬結合時，就會導致酵素的活性消失或減弱。另一方面，當重金屬和核酸結合，便會使核酸的結構變化，導致基因突變、影響細胞遺傳，最終導致畸胎或癌症。

重金屬汙染和標準訂立

自然環境中本來就有重金屬，食品中所含之重金屬，除了透過人為汙染外，便是從自然環境（土壤、水源、空氣）中傳播，使得作物和動物遭受汙染。這種天然汙染再加上食物鏈的累積，導致重

金屬不斷積聚濃縮。但由於食品種類繁多,故各國食品管理機關會針對高風險食品(民眾常吃或重金屬濃度較高的食品),優先訂定重金屬限量標準。

但在臺灣,民眾通常都不太信任食品安全,加上媒體大力炒作「零檢出」的錯誤認知,使得民眾對食品安全的認知不完全正確。以零檢出的認知為例,食品中殘留物質的檢出結果,除了檢驗物質的殘留量,還取決於檢測的方法和儀器偵測的極限,不同的檢測儀器與檢測方式皆有不同的偵測極限,換句話說,能夠檢測出的最低含量不同。因為科技的進步,檢測儀器越來越精確,以往難以被偵測的物質,也可能會被驗出有極微量的殘留,這些數值基本上非常趨近於零,但並非「零檢出」,何況環境中本來就自然存在微量重金屬,只要檢驗結果不超過限量標準,便不會對健康產生危害。

相較來說,人體內的重金屬檢查較容易,可用血清或是頭髮為樣本來檢測。血清中的含量為當下身體所包含的重金屬含量,而頭髮則代表某一段時期(亦即送檢的頭髮生長時)體內的重金屬量,只要剪下一撮頭髮就能得知體內有哪些重金屬累積,以及累積的含量。

塑膠微粒汙染

塑膠微粒伴隨著塑膠汙染無孔不入,一次性塑膠製品經裂解成塑膠微粒後,被海洋生物攝食,接著透過食物鏈層層累積進入人體。綠色和平組織曾依據衛福部統計數據推估,臺灣人每年平均從海鮮攝入 1.63 萬個塑膠微粒,重量約 1.05 公克,相當於吃掉一根塑膠吸管。

國內研究也指出,人們最常從貝殼中攝取海洋生物內的塑膠微粒。然而,貝類含有的塑膠微粒無法清洗。研究人員將表面有塗料、螢光處理的塑膠微粒餵給貝類,並讓貝類在乾淨的水中吐沙,發現隨著時間拉長,貝類吐出塑膠微粒的機率越低,推測是因為貝類會因濾食習性又將塑膠微粒吃回去,導致當水體環境中的微塑膠量越高,累積在體內消化道的微塑膠量也越高。

塑膠微粒容易吸附有毒物質,例如會干擾生殖與分泌系統的塑化劑、雙酚 A 等,顆粒越小的塑膠對人體危害越大,不但會侵入血液或是淋巴系統,長期吸收更會導致血管硬化及癌症。然而,塑膠微粒有多普遍呢?

2018 年，維也納的研究人員在人類糞便中檢測到了塑膠微粒，證明了塑膠微粒會進入胃腸道。另一項針對北京青年的調查結果，也指出了糞便中含有塑膠微粒非常普遍。2020 年 8 月，美國化學會年會提出了更驚人的發現：在肺、肝臟、脾臟和腎臟組織樣本中均檢測到了塑膠微粒。

2021 年 1 月，《國際環境雜誌》（*Environment International*）刊登了一項研究成果，證實了人體胎盤中含有塑膠微粒。研究人員分析了 6 名 18 ～ 40 歲的健康孕婦的胎盤，其中有 4 個發現了塑膠微粒，共檢測出 12 個球形或不規則的微塑膠碎片。在 12 個碎片中，有 3 個被明確地鑑定為聚丙烯（來自於塑膠水瓶），剩餘的 9 個被認定為塗料類材料，來自化妝品、指甲油、牙膏、面霜、乳液的碎片等。

這些實驗結果，在在證實了塑膠微粒一旦進入人體，便不會只在消化系統停留，同樣會流竄到其它組織中，也包含人類胎盤。然而，接觸塑膠微粒會帶來哪些健康風險卻尚不可知。雖然塑膠本身是一種惰性物質，但為了增加其柔韌性、硬度和耐熱性，同時讓塑膠的顏色更加豐富多彩，許多用塑膠製成的工業和日用產品中，都含有可以干擾荷爾蒙的化學物質。

因此不少環保與公益組織不斷呼籲加強一次性塑膠製品的源頭管制，管制外帶與外送；加強限塑力道、提高收費與獎勵優惠，並推動重複使用、加速淘汰一次性塑膠。

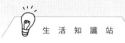

一不小心就會鉛中毒！？

　　鉛是一個有毒重金屬，因為帶有正電荷，很容易與脂肪組織結合（特別是中樞神經系統），很難讓重金屬脫落並代謝去除，也因為如此，鉛很容易累積在人體腦部，如果累積劑量夠高，就會導致鉛中毒的負面神經症狀，可能包括記憶力出現問題，頭痛或者是情緒不穩，有時候也會伴隨腹部疼痛、便秘、易怒、不孕和手腳麻痺。

　　在一些未知起因造成的智能障礙病例裡，鉛中毒占了近一成。鉛中毒不只會影響情緒，也會導致行為異常，而且這些負面影響多半都是永久性的。嚴重時甚至會導致腎臟病變、貧血、癲癇發作、昏迷或死亡。

　　鉛中毒通常是透過飲食導致，因此，保護自己的第一步就是要

注意飲食法則：

◆ 脂肪食物會增加鉛質的吸收，因此儘量降低高脂肪食物的攝取量。

◆ 用安全餐具盛裝菜餚，避免用色彩鮮艷、有圖案的餐具，盡量選擇白色、平滑的餐具，避免彩色顏料中的鉛滲入食物中。

◆ 避免用含鉛水杯來裝飲料。

◆ 用食品袋裝食品時，要小心別讓上面印刷的字、圖樣、商標與食品直接接觸。

◆ 少用色彩鮮艷的吸管。

此外，有不少食物屬於高風險的含鉛食物，包括罐頭食物、路邊攤飲食、貝類水產、皮蛋加工食品、大骨頭湯衍伸產品（像是日式拉麵）、未經檢驗合格的中草藥（例如八寶散、驚風散、鉛丹、硃砂、蜜陀僧等），為了避免鉛中毒，這些都要避免。

改善生活的防毒關鍵

從飲食下手

有鑑於我們的生活環境逐漸惡化，再加上現代人飲食越吃越精緻，營養攝取越來越少，多吃進來的賦形劑或是人工合成的化合物變多了，使得天然抗「毒物」的主要成分穀胱甘肽攝取量相對就更少了。因此，藉由飲食增加身體的穀胱甘肽，便可以強化身體的抗毒能力。

● 吃的單純與健康

根據實驗數據顯示，穀胱甘肽是人體中對抗氧化壓力至關重要的單白質，比單吃維生素 C 或喝綠茶還更有效，更何況它還是人體與身俱來的元素。但我們要如何補充呢？食材從何而來？

調味品、食品添加物、速食產品充斥著我們周遭，反而大大的降低飲食中有利於人體的元素。如果要徹底執行防毒飲食，需要

準備大量新鮮蔬果，若要烹調，也是採用少一點油、少一點鹽、少一點火、少一點繁複的料理手續，並盡量食用自然原型食物，才能越吃越健康，增加我們的抗氧化能力，降低外在毒物入侵身體的機會。自身的抵抗力增加了，對抗內在毒物的能力也會隨之增加，健康才會跟著來。

• 合理攝取穀胱甘肽

根據國民健康署 2018 年公布的「每日飲食指南」建議，每日攝取 3 ～ 5 碟蔬菜、2 ～ 4 份水果及適量攝取肉類，就可攝取到豐富的穀胱甘肽。所以，要活得更健康，優先選擇正確的食材是關鍵。

然而，穀胱甘肽飲食也有限制，根據食藥署的規範，穀胱甘肽每天不得超過 250 毫克，且對穀胱甘肽過敏者、孕婦、哺乳婦女及嬰幼兒應避免食用。

穀胱甘肽廣泛存在於各種食物當中，其中以新鮮未加工蔬果及肉類含量較多。《營養與癌症期刊》（*Nutrition and Cancer*）曾經刊載一篇美國研究，指出蘆筍、酪梨、菠菜及秋葵都含有豐富的穀胱甘肽，其中蘆筍中含有的穀胱甘肽明顯多於其它蔬果。

臺灣的外食人口非常多，如果考量到飲食選擇受限或飲食不均衡的情況，便需額外再補充穀胱甘肽的保健食品。衛生福利部曾針對使用穀胱甘肽做為原料的保健食品發出公告，明文規定，要求產品使用的穀胱甘肽原料，必須是由圓酵母菌（Torula yeast）發酵製成。然而，要吃到 250 毫克的穀胱甘肽很容易嗎？事實上，若以每 100 克的食物中所含有的穀胱甘肽含量來計算，至少需一口氣吃掉 883 克的蘆筍，或 2747 克的花椰菜，亦或是 3425 克的柳丁才行，因此要從健康的食材中獲取超標的穀胱甘肽並不困難，不需要過於擔心。

● 烹煮方式與搭配食材

我們一般熟知，平時要補充蛋白質，一定就是要多吃含有蛋白質的食物，並選擇新鮮肉類、魚類、牛奶、雞蛋等蛋白質量較多的食材下手。但是有一點相當重要，無論是蔬菜水果還是上述提到的動物性蛋白質，高溫烹調及儲存時間較長都會導致穀胱甘肽流失。這便意味著，生食是從食物中攝取最多穀胱甘肽的方法。因此，補充新鮮蔬菜水果時，建議以生食為主，例如沙拉或切片水果，而動

物性蛋白質食物則盡量避免高溫烹調或油炸，如果是安全無毒且生食等級的食材，便可以生食動物性蛋白質食物，讓穀胱甘肽攝取量大幅度提高。

值得一提的是，穀胱甘肽可以在人體合成，且有許多的微量營養素可以幫助合成，所以除了直接補充穀胱甘肽，慎選富含以下四大類營養素的食物，也可以間接幫助身體補充穀胱甘肽。

- **含硫化物的食物**：由於穀胱甘肽成分中含有硫分子，因此，選擇含硫化物豐富的食物，像是十字花科蔬菜、蘆筍、洋蔥、蒜及肉類等，可做為體內穀胱甘肽合成的原料。

- **富含維生素 B6 及 B12 的食物**：維生素 B6 及 B12 為穀胱甘肽的輔助營養元素，因此適量攝取鮭魚、秋刀魚紅色肉質的魚類等、紅肉、乳製品及蛋類也可幫助穀胱甘肽合成。

- **含有礦物質硒（Se）的食物**：硒是協助穀胱甘肽抗氧化的重要營養元素，也可以幫助體內細胞合成維生素 C，而蛋白質食材，包含海鮮類、肉類、內臟類均含高量的硒。

- **富含維生素 C 及維生素 E 的食物**：維生素 C 和 E 皆是協助穀胱甘肽抗氧化的重要來源。攝取足夠的維生素 C 及 E，有

助於提升體內抗氧化能力，尤其是新鮮水果，例如：柑橘類水果、奇異果、深綠色蔬菜、酪梨及堅果種子，皆是十分良好的食材來源。

再一次強調，烹煮蔬果類和蛋白質食物一定會造成穀胱甘肽流失，而且不同的烹煮方式，會造成穀胱甘肽流失的程度不一，因此高溫烹調或油炸能避就避。比較理想的飲食狀況，是人手一盆沙拉再配上幾片水煮雞胸肉或煙燻鮭魚，建議青菜水果還是以生食、原型食物為主，務必把握「不加熱過久」的原則，這樣一來才能攝取到較多的穀胱甘肽（參照表 7.3）。

類型	食材
含硫化物的食物	十字花科蔬菜（大白菜、小白菜、高麗菜、花椰菜、大頭菜、白蘿蔔）、蘆筍、洋蔥、蒜及肉類
富含維生素 B6 及 B12 的食物	鮭魚、秋刀魚、牛肉、乳製品、雞蛋
含有礦物質硒的食物	鮪魚、大比目魚、沙丁魚、牛肉、內臟類、雞肉、雞蛋
富含維生素 C 及維生素 E 的食物	柑橘類水果、奇異果、菠菜、花椰菜、番茄、酪梨、堅果

▲表 7.3 可幫助穀胱甘肽形成的食物：其實生活周遭不少食物可幫助穀胱甘肽形成

注意環境衛生

　　雖然這個世界一直在討論新冠病毒或流感，但是，環境中所既有的毒物其實並不單單只是病毒，還有很多種類，所以與其逐一來防範，倒不如從源頭打擊，如果能減少傳染源的散播，感染病毒的機率就會下降。以下是個人防疫的重點：

• 注重個人衛生

　　包括勤洗手、到家更換衣服、定期替換洗臉毛巾等，都是能幫助維持個人身體健康的方式。其中，切記要用肥皂勤洗手！肥皂雖不具殺病毒的效果，但用肥皂不斷搓洗就可以洗掉 95% 以上的細菌或病毒，病毒量減少、致病率就降低了，但一定要仔細把每一吋皮膚和指甲都搓洗到才有用。在外接觸了骯髒的環境，回家如果可以，立刻洗頭洗澡也都會是不錯的方式。

• 定期全面環境清潔

　　環境消毒非常重要，除了室內的床鋪、枕頭需要定期清潔外，

生活周遭的一些小地方也不可忽略，像是：電梯按鈕、手扶梯、門把、手推車及附設兒童遊戲設施等，均要每日以消毒劑進行清潔。要注意的是，消毒時應該配戴手套，完成後則應立刻把手套取下，避免戴著手套碰觸其它物品而造成二次污染。

環境清消一定要及早且定期執行，千萬不要等到開始有異味，或是發霉了才開始，不然就來不及了。

採用有效的消毒方法

戶外紫外線、紫外線殺菌燈直接曝曬效果最佳，但如果環境或生活不適合採用這些方式，亦可以考慮使用正確的消毒劑，像是75% 酒精、乙醚、氯仿、酚類、漂白水等常見消毒劑，或者將這些外出可能被感染的衣物煮沸等，都能有效殺滅病毒，降低病毒接觸到人體的機率。

但是，這些常見消毒劑不可以長期過度使用，無論是直接接觸皮膚，或是噴到空氣中再被吸到肺部，都會對人體造成負面影響。雖然這些消毒劑適度使用可預防中毒，但重點就在於使用的劑量切勿過高，否則防疫效果只會適得其反。

毛巾清潔小撇步

　　很多人以為毛巾只要每天用水沖過就好，不用認真清潔，卻忽略了這個每天會觸碰到我們皮膚的物品，時常沾滿了細菌、病毒，甚至只要天氣變化，就會容易發霉。請想想，衣服穿一兩次就會洗了，但毛巾呢？一週還是兩週？

　　久久未洗的毛巾，會含有相當多種的病菌，除了最常聽到的大腸桿菌，也會隨著每個人的身體狀況不同，帶有各種不同的病菌，例如金黃色葡萄球菌、沙門氏桿菌、退伍軍人菌、仙人掌桿菌等。且天氣潮濕，這些病菌會不斷的繁殖，再加上浴室往往是整個家中最潮濕的地方，更有利病菌滋長。

　　據研究，毛巾3天沒洗，病菌量就可以達到約8千萬個，如同以馬桶擦拭身體一般，一週沒洗就可達到上億，遑論許多民眾是放

到出現味道或是月計算。除了容易出現皮膚過敏、毛囊炎、落髮等皮膚疾病外，也可能出現陰道感染、下泌尿道感染、甚至再更進一步向上感染，引起腎盂腎炎等上泌尿道感染。而若身上有傷口，自然也可能造成傷口感染，甚至蜂窩性組織炎。

我會建議大家最好居家毛巾不要共用，使用自己的毛巾，避免病菌互相感染，日常可準備 2 條毛巾輪流使用，每 3 天就確實清洗一次，最好用熱水清洗為佳，徹底清除病菌。最少也規定自己每週務必更換，並徹底曬乾，有些地方若無法確實曬到太陽，也可用烘乾的方式進行，這兩種方式都遠勝於風乾。

除了毛巾清潔，環境乾燥也很重要，毛巾大多是放在浴室，浴室又較為潮濕，建議可用除濕機除溼，有窗戶也建議打開通風，這樣病菌不滋生，健康生活才不會被打折。

防範空氣汙染

• 出門不忘戴口罩

對抗病毒和空氣汙染這件事，其實能做的真的不多，看了這麼多的產品，花樣百出，但戴口罩最為關鍵。至於如何判斷口罩應該更換了呢？當我們感覺到需要費力呼吸、開始聞到異味時，就應該要立即更換。

口罩來說，可以分為如下四種（參照表 7.4）：

◆ **一般棉質口罩：**能過濾較大之顆粒、灰塵，無法過濾 PM$_{2.5}$，適合平時清潔工作，或是進入潮擁擠或空氣不流通的場所時使用，可以有效減少被他人感染的風險。

◆ **外科口罩：**結構共分為三層，外層是有顏色的不織布，有防潑水處理，可阻擋一般的飛沫傳染；中間層是靜電過濾層，具有過濾細菌的效果；內層則採用吸水材質，可吸收配戴者所產生的口水、飛沫。依材質厚度可阻擋 50 ～ 80% 的 PM$_{2.5}$，但建議要每天更換，有破損或髒汙時隔絕效果就會打折扣，增加細菌或外來物穿過的機率。有些廠牌的口罩標示不明，反而會讓民

眾搞不清楚哪邊是正面，但若反過來穿戴、讓吸水層朝外，就容易吸附外在的含菌飛沫，原本的防水層朝內也會因無法吸附水氣，讓穿戴的人反而會感到潮濕不舒服。

◆ **活性碳口罩**：大家要有一個認知，不是口罩越貴就越可以殺菌。活性碳口罩比較貴是因為它有一層可以吸附有機氣體及毒性粉塵的活性碳層，專門用來去除異味但不具殺菌功能，所以如果有人感冒在你面前咳嗽或打噴嚏，被傳染的機率還是很高。活性碳口罩比較會在室內裝潢、噴漆作業或噴灑農藥時使用，但過濾病毒與 $PM_{2.5}$ 的效果不佳。

◆ **N95 口罩**：N95 口罩的確可以過濾 95% 以上的 $PM_{2.5}$ 與病毒，也是目前市面上過濾效率很好的口罩之一，但戴上 N95 口罩會讓人覺得很難呼吸，因此除非是執行特殊醫療處理的專業人員，不然一般人並不建議配戴，即便配戴也不會連續超過 2 小時。若長期佩戴 N95 口罩，會連走路呼吸都很困難，還可能因為缺氧導致頭暈甚是肺氣腫等症狀，影響身體健康。更何況，N95 口罩的價格並不便宜。

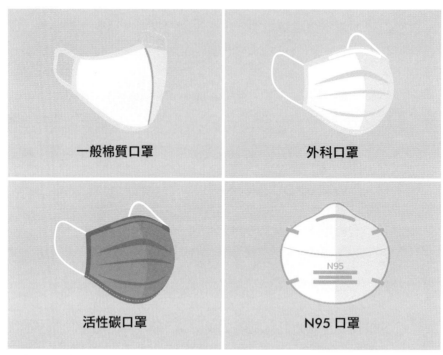

一般棉質口罩

外科口罩

活性碳口罩

N95 口罩

▲表 7.4 各類口罩圖示：防毒效果最好的便是 N95，但即便是一般棉質口罩也有防毒效果

　　為了因應 PM$_{2.5}$ 的狀況，經濟部標準檢驗局在 2017 年 6 月 27 日公布「CNS15980 防霾（PM$_{2.5}$）口罩性能指標及試驗方法」國家標準，並依各種口罩的 PM$_{2.5}$ 防護效果分為 A、B、C、D 四個等級：

◆ A 級是防護力最強的，可防護 PM$_{2.5}$ 濃度每立方公尺 350 微克的環境。

◆ B 級可防護每立方公尺 230 微克以下的環境。

◆ C 級可防護每立方公尺 140 微克以下的環境。

◆ D 級可防護每立方公尺 70 微克以下的環境。

所以理論上，只要買有標示符合「CNS15980」國家標準的 PM2.5 口罩，就可以安心配戴，並且可以參考每天的空氣品質，來選擇 A ～ D 不同等級的口罩使用，而在這個標準之下，N95 口罩相當於 A 級的防護效果。這雖然是一項貼心的政策，可以讓民眾知道我現在所買的口罩到底防 PM2.5 的效果如何，但事實上，也不太可能每天配戴 N95 口罩。

這幾年我一直在做關於對抗 PM2.5 的研究，發現口罩真的沒辦法阻擋細小微粒，充其量就是阻擋細菌、病毒而已，若要阻隔 PM2.5，大概要用防毒面具。即使是 N95 口罩也會有 5% 左右的漏網之魚，若每天都累積一點點的 PM2.5，其實不出幾年，心血管疾病、肺腺癌等狀況都還是有可能找上我們。

外出活動，記得挑時間

一般來說，外出活動需要看空氣品質，而且最好挑一下時間，

比如說，上午 7 ～ 10 時、下午 5 ～ 8 時，因通勤車流量很大，同時包括汽車、機車、公車等，PM$_{2.5}$ 與二氧化氮濃度都會局部超標，而下午 1 ～ 3 時之間的臭氧濃度則為全天最高。所以這些時間如果在外，盡量選擇搭乘大眾運輸系統，也儘量不要在街道上行走，以免長時間曝露在汙染環境中。

另一方面，盡量避免在這些高汙染的時間進行戶外運動。以一般正常呼吸來計算，每分鐘大約可吸進 7 ～ 14 公升的空氣，但如果是跑步，一分鐘就會有 50 公升的空氣進入我們的肺中，很快就增加了暴露 PM$_{2.5}$ 等有毒物質的風險。近幾年來路跑風氣盛行，但為了自身的健康著想，運動前「一定要確認」當下的空氣品質，而且運動的時間還是必須再斟酌，地點也可以選擇在室內，至少有空氣清淨機做伴，也比直接吸入髒空氣要來得安全得多。

● 自主呼吸道清潔

可在每天早晚空氣清新的地方持續深呼吸 3 ～ 5 分鐘，之後自主性的咳痰或咳嗽，可清除積存一天的痰液和一些髒東西，保持呼吸道的清潔衛生。

睡眠品質不可少

　　睡覺很重要，但現代人普遍都會因為壓力大而失眠。很多人會跟我反應，30 歲以後反而變的越來越難睡，就算吃「安眠藥」也只是暫時的，更何況服用的劑量還越來越多、濃度越來越高，但卻副作用一堆，甚至還會夢遊。

　　睡眠品質不好可歸咎在幾個原因：內分泌失調、患有慢性疾病、習慣吃重口味、睡前滑手機、睡眠環境不佳等，這些都會導致腦部無法正常分泌褪黑激素，失眠便隨之而來。

　　睡得好不好，關鍵就在於腦部褪黑激素是否充足，雖然可以藉由額外攝取褪黑激素來彌補分泌不足，但如果沒有經過醫生診斷而自行攝取，導致服用過量反而會有副作用。舉例來說，免疫系統不好的人如果服用過量的退黑激素，會讓情況更加嚴重，而且睡得太沉也會讓人早上難以清醒。

　　如果目標是幫助入眠，那額外服用藥絕對是最後的選項，畢竟助眠藥物最終都會進入腦部和神經系統，可能會讓人上癮或產生依賴。再來，長期睡不好覺也會引發內分泌失調，留下非常多的後遺

症，特別是長期服用安眠藥物的民眾，不但會常常感冒、抵抗力下滑，甚至會讓皮膚失去光澤、長痘痘，情緒也容易不穩、暴躁。

所以要睡好覺的關鍵，就在於讓體內正常分泌退黑激素。但要怎麼做呢？

睡前不要滑手機

這是最簡單達成的方法！有研究指出，視網膜內的內生感光視神經細胞（ipRGC）一旦被手機的藍光刺激，不用超過 8 分鐘，就會讓身體興奮超過 1 小時，進而造成生理時鐘混亂，起床後的精神也會不好。

改善飲食

多食用香蕉、牛奶或是一些富含色氨酸、維生素 B 和維生素 C 的食物。睡前 3 小時避免吃辣、鹹或是加味精的食物，因為這些食物會延長消化系統的工作時間、增加代謝負擔，也就是說，我們的身體需要更多時間去消化這些食物，使得睡眠品質變差，褪黑激素也跟著下降。

● 讓臥室更舒服

　　睡覺時建議使用柔和的夜用光源，避免開著強光睡覺。另外，床墊也必須選擇睡起來舒適的床，每個人的喜好並不同，因此沒有軟的或硬的就一定好的說法，能完整支撐身體骨骼和肌肉的床墊才是好床墊。

　　舉例來說，如果睡起來腰會酸，很可能是因為床墊太硬，平躺時腰部有空隙，因此腰椎沒有被支撐到，導致痠痛感累積，讓你越睡越累；如果睡太軟的床墊，平躺時脊椎會往下沉，這樣背部與臀部就會不自主的用力，長期下來也會造成腰部的負擔，睡眠品質也不會好。

● 補充褪黑激素

　　褪黑激素除了能夠解決睡眠問題之外，有很多的文獻都說褪黑激素也可以治療偏頭痛、高血壓或是心血管疾病，而且也會有人利用褪黑激素調節免疫系統，來治療紅斑性狼瘡或是異位性皮膚炎。然而，褪黑激素也不是想吃多少就吃多少，如果沒有失眠或是頭痛問題，根本就不需要額外補充褪黑激素。

那也許你會問，安眠藥怎麼不在選項裡呢？對我來說，安眠藥絕對是最後的選項，因為安眠藥會讓你產生依賴性，只會陷入輪迴中改不掉。

保護自己的其它方式

因著人類開發與污染，環境中潛藏的污染隨處可見，保護自己刻不容緩。除了常見的飲食、呼吸、睡眠以外，其實還有一些方式可以保護自身、增強人體的排毒因子。

◆ **定期從事有氧運動：**運動對人體非常重要，其中有氧運動不但可以促進新陳代謝、增強心肺功能，還可以增加細胞代謝毒物的效率。除此之外，每天最少 30 分鐘的有氧運動，還可以降低體脂肪的形成、提升睡眠品質，可以說是所有的好處皆一概包辦。

◆ **避免用手觸碰口鼻：**這點真的必須多加強調！由於環境中時常充斥毒物，因此我們的手上常常會有不乾淨的病毒、汙染物、毒物，一般來說皮膚都會幫我們擋住毒物入侵，但如果

用不乾淨的手去觸碰口鼻，毒物就會趁虛而入。

◆ **維持規律的生活作息**：人體會適應固定的生活作息，例如幾點睡覺、幾點起床、幾點吃飯，作息規律可以改善腸胃，讓體內排毒的效率提升。

◆ **購買值得信賴的空氣淨化產品**：空氣清淨機不只可以淨化空氣污染，環境中過多的毒素也可以被吸收、淨化，家裡常備清淨機可以降低人體排毒的壓力。

Thales

毒理學全書

長期失眠、內分泌失調、腹瀉⋯⋯
理解生活中潛伏的各類毒物，激發人體保護機制的防毒聖經

作　　　者 ─ 招名威
發 行 人 ─ 王春申
選書顧問 ─ 陳建守
總 編 輯 ─ 張曉蕊
責任編輯 ─ 陳怡潔
封面設計 ─ 兒日設計
內頁設計 ─ 林曉涵
版　　　權 ─ 翁靜如
營 業 部 ─ 劉艾琳、張家舜、謝宜華、王建棠
出版發行 ─ 臺灣商務印書館股份有限公司
　　　　　23141 新北市新店區民權路 108-3 號 5 樓（同門市地址）
　　　　　電話：(02)8667-3712
　　　　　傳真：(02)8667-3709
　　　　　讀者服務專線：0800056193
　　　　　郵撥：0000165-1
　　　　　E-mail：ecptw@cptw.com.tw
　　　　　網路書店網址：www.cptw.com.tw
　　　　　Facebook：facebook.com.tw/ecptw

局版北市業字第 993 號
初　版：2023 年 3 月
印 刷 廠：鴻霖印刷傳媒股份有限公司
定　　價：新台幣 550 元

國家圖書館出版品預行編目（CIP）資料

毒理學全書 : 長期失眠、內分泌失調、腹瀉……理解生活中潛伏的各類毒物，激發人體保護機制的防毒聖經/招名威著. -- 初版. -- 新北市：臺灣商務印書館股份有限公司, 2023.03
　　面；17*23公分. -- (Ciel)
ISBN 978-957-05-3481-8(平裝)

1.CST: 毒理學 2.CST: 毒素

418.8　　　　　　　　　　　　112000818